磁共振成像原理及应用

朱永贵 杨风暴 张 彬 编 写

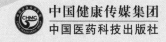

中国健康传媒集团

中国医药科技出版社

内 容 提 要

全书共分八章，主要内容包括磁共振的数学物理基础（自旋核的进动、纵向弛豫和横向弛豫、射频脉冲、组织对比度和加权图像）、Bloch 方程及各种情形下 Bloch 方程的解、信号方程和二维傅里叶变换成像、射频脉冲的激励机制、选择性激励中的脉冲带宽和所选层厚的关系、梯度回波和自旋回波以及各种脉冲序列的原理及应用、频率编码和相位编码、压缩感知磁共振成像原理、磁共振图像重构和磁共振并行成像。本书内容丰富、重点突出，力争做到由浅入深、循序渐进，适合不同读者的需要。本书可作为理工科各专业本科生和研究生学习磁共振成像原理及应用的教材，也适合对磁共振成像感兴趣的研究人员和工程技术人员阅读。

图书在版编目（CIP）数据

磁共振成像原理及应用／朱永贵，杨风暴，张彬编

写. -- 北京：中国医药科技出版社，2025. 1. -- ISBN

978-7-5214-5006-4

Ⅰ. R445.2

中国国家版本馆 CIP 数据核字第 2024JA0140 号

美术编辑　陈君杞

版式设计　友全图文

出版　**中国健康传媒集团**│中国医药科技出版社

地址　北京市海淀区文慧园北路甲 22 号

邮编　100082

电话　发行：010 - 62227427　邮购：010 - 62236938

网址　www.cmstp.com

规格　787mm×1092mm $^1/_{16}$

印张　10

字数　210 千字

版次　2025 年 1 月第 1 版

印次　2025 年 1 月第 1 次印刷

印刷　河北环京美印刷有限公司

经销　全国各地新华书店

书号　ISBN 978 - 7 - 5214 - 5006 - 4

定价　**40.00 元**

获取新书信息、投稿、为图书纠错，请扫码联系我们。

前　言

随着科学技术的发展，医学影像学已经成为临床诊断的重要手段之一。磁共振成像作为一种无创、无辐射、高分辨率的医学影像技术，在临床诊断中发挥着越来越重要的作用。磁共振成像（magnetic resonance imaging，MRI）技术不仅能够提供人体内部组织结构的详细图像，还能够获取组织相关功能的信息。因此，MRI 技术在神经系统疾病、心血管疾病、肿瘤等领域有着广泛的应用前景。

目前 MRI 技术已经发展成为一种成熟的技术，并在临床应用方面取得了显著的成果。然而，MRI 技术仍然存在一些问题亟待解决，例如成像速度慢、成本较高、对特定病变的诊断能力不足等。因此，进一步研究 MRI 技术，提高其性能和应用范围具有重要的意义。压缩感知（compressed sensing，CS）技术是利用信号在某种变换域内变换系数的稀疏性来重建信号。在成像过程中，通过使用压缩感知技术能够实现在没有恶化图像质量的前提下，缩减数据采样量，几乎精确重构磁共振图像。

全书共由八章组成，主要内容如下：第一章介绍磁共振现象的数学物理基础，包括自旋核在射频脉冲下的进动规律，纵向弛豫和横向弛豫，组织对比度和各种加权图像。第二章介绍 Bloch 方程以及在各种情形下 Bloch 方程的求解问题，并通过横向磁化向量的表示得出了信号方程，讨论了信号方程和傅里叶变换的关系及在图像重建中信号在频域的采样要求，给出了基于二维傅里叶变换的成像方法。第三章介绍了射频脉冲的激励原理，针对选择性脉冲激励，讨论了脉冲带宽和所选层面的厚度关系。第四章讨论了梯度回波、自旋回波及各种 MRI 脉冲序列的原理和应用。第五章介绍了频率编码和相位编码，以及利用各种回波的成像方法。第六章介绍了基于压缩感知的磁共振成像原理，讨论了压缩感知磁共振图像的非线性重构共轭梯度方法。第七章介绍了磁共振图像重构方法及其模拟实验，并将压缩感知磁共振图像非线性共轭梯度重构法与密度补偿的零填充方法和低分辨率方法进行比较分析。第八章介绍了磁共振并行成像重构方法，主要讲述的是 SENSE、GRAPPA 和 SPIR-iT 方法及其模拟实验结果。

本书所参考的文献已在书后列出，在此向这些文献的作者表示诚挚的感谢。限于作者能力，书中难免存在不妥之处，殷切期望各位专家、学者批评指正。

朱永贵　杨风暴　张　彬

目　录

第一章 磁共振的数学物理基础

第一节 原子核的磁性

一、原子核的自旋

速度不为零的物体具有一定的动量，而围绕某一点或某一轴线做圆周运动的物体具有一定的角动量 L（见图 1-1）。

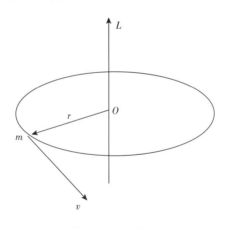

图 1-1 角动量

在微观世界中，电子、中子、质子、原子核等微观粒子除了具有一定的大小、电荷、质量等属性外，还有一种固有属性：自旋角动量。微观粒子的自旋角动量是由其自旋运动产生的。为了便于理解微观粒子的自旋运动，可以简单地看成微观粒子的自转，虽然实际情况并非如此。

在宏观世界中，物理量的取值都是连续的，如温度、速度、动量、角动量、位移等，而在微观世界中，物理量的取值都是离散的、不连续的，也就是量子化的。原子核的自旋角动量 L 也是如此，它只能取一系列的不连续值。自旋角动量 L 的计算公式如下。

$$|L| = \frac{h}{2\pi}\sqrt{I(I+1)}$$

式中，I 为原子核的自旋量子数，取整数或半整数，h 为普朗克常数。角动量 L 的大小取决于 I 的值，不同的原子核 I 值不同。

处于静磁场中的原子核，它的自旋角动量在空间中所取的方向也是离散的、不连续的，具有空间量子化的性质，即 L 在静磁场中只能有若干特定的取向，取向的数量取决于 I 值的大小，为 $2I+1$ 种。

原子核的自旋量子数 I 的取值由原子核内部的中子数和质子数决定。实验发现，质子数和中子数都为偶数的原子核，其自旋量子数 $I=0$，质子数和中子数都为奇数的原子核，其自旋量子数 I 为整数，质子数和中子数一个为偶数一个为奇数的原子核，其自旋量子数 I 为半整数。氢核只有一个质子，其自旋量子数为 1/2，即氢原子核具有两个自旋角动量，也就是一些氢质子绕自身轴进行自旋，产生一个磁场，而有些氢质子以相反的方向自旋，恰好产生另一个反方向的磁场（见图 1－2）。在氢原子核中，质子具有两种方向相反的自旋角动量，也产生了两种方向相反的磁场。如果原子核内有偶数个质子，那么每个质子将会配对排列，每个磁场方向向上的自旋质子都会与一个磁场方向向下的自旋质子配对，这些配对质子的磁场将会互相抵消，净磁场为零。当原子核内质子数为奇数时，总会有一个未配对的质子，这个质子无论其磁场方向如何，总会产生一个净磁场，称该原子核为磁性核。氢原子核只有一个质子，所以氢原子核能够产生一个净磁场，即为磁性核。由于氢原子在人体内含量丰富，人体约 60% 是水，可以在水（H_2O）和脂肪（—CH_2—）中发现氢质子，所以利用氢原子来进行核磁成像。

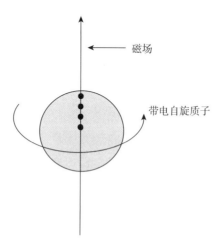

图 1－2 自旋带电质子产生磁场

二、原子核的磁偶极矩

原子核可看成具有一定质量和体积的均匀带电球体，原子核的自旋运动等效于该球体的旋转，这也就产生了绕核心旋转的环形电流。根据法拉第电磁感应定律，环形电流会在其周围空间产生磁场，所以自旋角动量 L 不为零的原子核（简称自旋核）就会有磁性，自旋核可看作一个小磁体。为了描述自旋核所具有的磁场的大小和方向，引入磁偶极矩 μ，自旋核的磁偶极矩和自旋角动量都是原子核的自旋运动引起的，它们之间的存在一定的比例关系，即

$$\mu = \gamma L \tag{1.1.1}$$

式中，γ 是比例系数，称为磁旋比。

在没有外磁场的条件下，磁性核的磁偶极矩 μ 所选择的方向，即所谓的取向，处于一种杂乱无章的状态，磁偶极矩 μ 沿空间各方向呈等概率分布且相互抵消，如果将所有的磁偶极矩进行叠加，净磁偶极矩（磁化向量）为零。

当磁性核处于静磁场中时，就会在静磁场作用下，不再沿空间各方向等概率分布，而只能沿空间某几个特定方向分布。磁性核的这些特定取向取决于磁性核的自旋量子数 I，其空间取向有 $2I+1$ 种。例如氢原子核的磁偶极矩方向和自旋角动量方向相同。氢原子核在静磁场中有两种取向，一种顺着磁场方向，能量较低，一种反着磁场方向，能量较高（见图 $1-3$）。

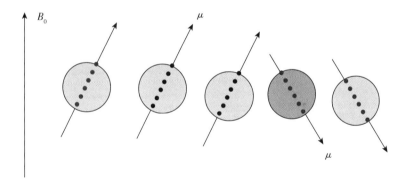

图 1 - 3　氢质子在外磁场中的取向

磁偶极矩自身存在自旋运动，在外磁场 B 的作用下会产生力矩 M，该力矩会使自旋核围绕磁场 B 进动（见图 $1-4$）。

磁偶极矩 μ 在磁场作用下产生的力矩为 $M = \mu \times B$。当外磁场为静磁场 B_0 时，磁偶极矩 μ 在外磁场中的进动方程可表示为

$$\frac{dL}{dt} = \mu \times B_0 \tag{1.1.2}$$

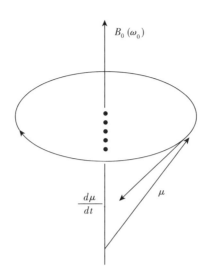

图 1 - 4　磁偶极矩的进动

利用（1.1.2），方程（1.1.3）可表示为

$$\frac{d\mu}{dt}=\frac{d(\gamma L)}{dt}=\mu\times\gamma B_0=\mu\times\omega_0 \tag{1.1.3}$$

进动角速度 $\omega_0=\gamma B_0$，$\omega_0=|\omega_0|=2\pi f$，其中 f 为进动角频率，并设进动开始时，$\mu^0=\begin{pmatrix}\mu_x^0 & \mu_y^0 & \mu_z^0\end{pmatrix}^T$，则方程（1.1.3）的解为

$$\mu=\begin{pmatrix}\cos\omega_0 t & \sin\omega_0 t & 0\\ -\sin\omega_0 t & \cos\omega_0 t & 0\\ 0 & 0 & 1\end{pmatrix}\begin{pmatrix}\mu_x^0\\ \mu_y^0\\ \mu_z^0\end{pmatrix} \tag{1.1.4}$$

即磁偶极矩 μ 在自旋的同时，绕 B_0 以角速度 ω_0 旋转，这就是磁偶极矩的进动行为。

对于氢原子核来说，$\gamma=2.67\times10^8$ 弧度/秒：特斯拉，因此在 $B_0=1$ 特拉斯时，$\omega_0=2.67\times10^8$ 弧度/秒，$f=\dfrac{\omega}{2\pi}=42.58\,\text{MHz}$，也就意味着一秒钟氢原子核要绕 B_0 旋进 42.58×10^6 圈。

在人体组织中，原子核不是孤立存在的，而是处于大量的原子核的群体中，而且单个原子核的行为是无法检测的，我们所能检测到的是样品中大量同种原子核的集体行为，或者说它们所表现出来的宏观特性，为此引入磁化向量 M，其定义为样品中单位体积磁偶极矩叠加的向量和。磁化向量正比于样品中单位体积内自旋核的数目或含量，即自旋核密度 ρ。

当静磁场 $B_0=0$ 时，样品不受外界静磁场的约束，原子核的热运动会使磁偶极矩

4

的空间取向杂乱无章。从统计角度来看，磁偶极矩在空间各方向上出现的概率均等，从而互相抵消，对外不呈现磁效应，磁化向量为零。

当静磁场 $B_0 \neq 0$ 时，样品处于静磁场中，各磁性核的磁偶极矩不仅产生绕 B_0 方向进动，还有 $2I+1$ 种取向。对于氢核子而言，只有两种不同的取向，一种顺着磁场方向，一种反着磁场方向。于是氢原子核在静磁场中形成了图 1-5 所示的两种形式的进动。一种在上圆锥上进动，一种在下圆锥上进动，圆锥面上的矢线代表了磁偶极矩的取向。不论是在上圆锥上进动的磁偶极矩还是在下圆锥上进动的磁偶极矩，它们在圆锥面上所处的位置都是随机的或说在锥面上是等概率分布的，也就是说，各磁偶极矩在圆锥面上均匀分布，于是这些磁偶极矩在横向平面上的分量相互抵消，横向分量之和为零。

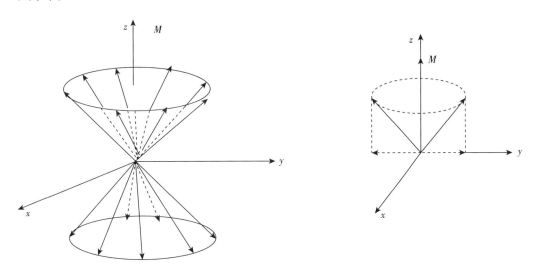

图 1-5 氢原子核样品的磁化向量，磁化向量横向分量相互抵消

处于静磁场 B_0 中的氢质子 $^1\mathrm{H}$，其磁偶极矩有两种取向，顺着磁场方向的磁性核所具有的能量要低一些，而反着磁场方向的磁性核所具有的能量要高一些。根据微观粒子在热平衡状态下的玻尔兹曼分布规律，处于低能态的磁性核数量略多于处于高能态的磁性核的数量。于是磁偶极矩在 z 轴上的分量 M 不为零，且其方向与 z 轴正向相同，此时

$$M = M_+ - M_-$$

式中 M_+ 为顺着静磁场方向分布的磁偶极矩在 z 轴上的分量和，M_- 为反着静磁场方向分布的磁偶极矩在 z 轴上的分量和。

第二节　射频脉冲

一、射频脉冲对自旋核的激励

在磁共振成像中，接收线圈只对沿某一轴的振荡信号敏感，纵向磁化向量不是振荡函数，故它不能被接收线圈读取。另外接收线圈对沿 z 轴方向的振荡信号不敏感，因此纵向磁化向量需要被"翻转"到横向平面，以产生一个可以被读取的信号。这就是施加射频脉冲的目的。

在施加射频脉冲前，所有自旋核均在静磁场 B_0 的作用下围绕外磁场进动，假设外磁场的方向始终指向 z 轴方向，因此净磁化向量 M_0 也指向 z 轴。虽然所有单个自旋质子均围绕外磁场方向进动，但净磁化向量不会发生进动。这是因为静磁场方向与磁化向量方向相同，静磁场对磁化向量的力矩为零。净磁化向量只在施加射频脉冲后发生进动。

任何质子在受到任何类型磁场的影响后，都会绕磁场方向发生进动，进动的频率 ω 由 $\omega = \gamma B$ 决定，其中 B 是磁场 B 的强度。现在沿 x 轴施加一个射频脉冲 B_1，如果射频脉冲的频率 ω 与质子的进动频率一致，那么就会产生共振。共振使射频脉冲把能量传递给质子。其宏观表现就是样品的磁化向量 M_0 偏离 B_0 方向 θ 角度，其大小取决于射频脉冲的强度和作用时间。之前绕 B_0 方向也就是 z 轴方向进动的质子，在射频脉冲的作用下，也将同时绕 x 轴进动。这些质子绕 x 轴进动的频率为 $\omega_1 = \gamma B_1$，其中 B_1 为射频脉冲 B_1 的强度。

现在涉及两个磁场，B_0 是一个固定磁场（如直流电，强度恒定不变），B_1 是一个振荡磁场（如交流电，有振幅频率），因为 B_1 的磁场强度比 B_0 的磁场强度弱很多，所以自旋质子绕 B_1 轴进动的频率 ω_1 比绕 B_0 轴进动的频率 ω_0 要小很多。于是自旋质子以频率 ω_0 绕 z 轴进动，同时又以频率 ω_1 绕 x 轴进动。这就引起了净磁化向量由 z 轴到横向平面 x-y 面的螺旋运动，即章动（见图 1-6）。

当射频脉冲施加时，B_1 与 M_0 相互垂直，于是 B_1 与 M_0 相互作用产生一力矩，此力矩可使 M_0 以角速度 $\omega_1 = \gamma B_1$ 绕 B_1 进动，进动的结果使 M_0 偏离了 z 轴方向。当 M_0 偏离了 z 轴方向时，M_0 在 B_0 的作用下以角速度 $\omega_0 = \gamma B_0$ 绕 B_0 进动，同时在 B_1 的作用下以角速度 $\omega_1 = \gamma B_1$ 绕 B_1 进动。M_0 在 B_0 和 B_1 的作用下，其矢端运动轨迹从球面顶点开始，以球面螺旋线逐渐展开。M_0 与 B_0 之间的夹角为 $\theta = \gamma B_1 \tau$，其中 τ 为 B_1 作用的时

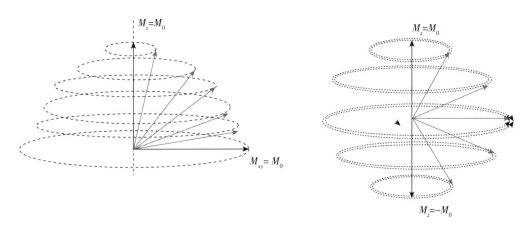

图 1-6　实验室坐标系下的 90°射频脉冲和 180°射频脉冲

间。由于 M_0 偏离了 B_0 方向，样品就出现了横向磁化向量 M_{xy}，其大小为 $M_{xy}=M_0\sin\theta$。

射频脉冲的强度比外磁场的强度弱很多，因此 B_1 远远小于 B_0，从而 ω_1 远远小于 ω_0，即自旋核关于射频磁场 B_1 的进动非常缓慢。

二、实验室坐标系和旋转坐标系

为了简化磁化向量偏离静磁场方向的描述，想象一个以频率 ω_0 绕 z 轴旋转的坐标系，假设人不在这个坐标系内，而是从外面观察，对这个人来说，质子将会同时既以 ω_0 绕 z 轴，又以频率 ω_1 绕 x 轴进动，外面的观察者将会看到一个绕 z 轴快速进动逐步螺旋向下达到 x-y 平面。这种章动是两个进动同时进行的结果。

但是观察者如果位于旋转坐标系内，以拉莫尔频率 ω_0 和旋转坐标系一同运动，那么他将只能发现质子由 z 轴到 x-y 平面的缓慢进动，就像它们在一个简单的弧线上移动（见图 1-7）。

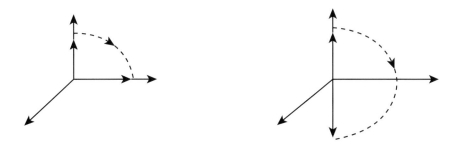

图 1-7　旋转坐标系下的 90°射频脉冲和 180°射频脉冲

受 z 轴方向的强磁场影响，自旋核沿该方向排列，产生了净磁化向量 M_0，施加射频脉冲使磁化向量翻转 90°到 $x-y$ 平面，得到横向磁化向量 $M_{xy}=M_0$，产生 90°翻转的脉冲称为 90°脉冲。要使磁化向量翻转到横向平面，射频脉冲持续的时间为 $\tau_{\frac{\pi}{2}}$，则有

$$\frac{\pi}{2}=\gamma B_1 \tau_{\frac{\pi}{2}}, \qquad \tau_{\frac{\pi}{2}}=\frac{\pi}{2\gamma B_1}$$

180°脉冲具有 90°脉冲两倍的能量（或两倍的持续时间），已知射频强度 B_1，产生 180°射频脉冲所需要的射频持续时间 τ_{π} 为

$$\tau_{\pi}=\frac{\pi}{\gamma B_1}$$

为得到一个 180°的射频脉冲，我们可以用一个与 90°脉冲具有相同强度但具有两倍持续时间的射频脉冲，或者使用持续时间相同但是两倍强度的射频脉冲。

当磁化向量的翻转角小于 90°时，称此脉冲为部分反转脉冲。

第三节　弛豫过程及其规律

在磁共振成像中，弛豫是指原子核发生共振且处于高能状态时，当射频脉冲停止作用后，质子系统把从射频脉冲中吸收的能量释放出来，质子就会由激发态迅速回到原来的低能状态，并从非平衡状态逐渐恢复到平衡态。

处于静磁场 B_0 中的样品会逐渐被磁化。当样品达到热平衡状态时，可在静磁场 B_0 方向（z 向）形成一个稳定的磁化向量 M_0。样品在射频脉冲的作用下会产生磁共振，导致 M_0 偏离 z 方向，出现了横向磁化向量 M_{xy}，原有的平衡状态被打破，样品因吸收了能量而处于激发状态。当射频脉冲停止作用后，样品就会由激发状态通过弛豫逐渐恢复到平衡状态。

必须强调的是，弛豫过程并不是在射频脉冲停止后才开始的，而是只要 M_0 开始偏离 B_0 就会有弛豫产生。由于磁共振成像中所使用的静磁场强度很大，M_0 翻转 90°或 180°所需的时间（3～5ms）远小于弛豫所需的时间，所以在射频脉冲作用期间的弛豫可忽略不计。

关闭射频脉冲后，将会出现两种情况。

（1）高能级质子将跃迁至低能级

（2）质子彼此间将出现相位差

这两种情况同时发生且相互独立，根据这两种不同的情况，将弛豫过程分为纵向弛豫过程和横向弛豫过程。

纵向弛豫是指纵向磁化向量 M_z 逐渐恢复为 M_0 的过程。又称自旋－晶格弛豫。所

谓晶格一般指自旋核以外的部分，即周围物质，所以纵向弛豫是自旋核与周围物质相互作用交换能量的过程。在纵向弛豫过程中，自旋核把能量交给周围的晶格，转变为晶格的热运动，同时自旋核就从高能态跃迁到低能态，使处于高能态核的数量减少，低能态核的数量增多，直到符合玻尔兹曼分布，恢复到热平衡状态为止。在纵向弛豫过程中，磁化向量 M 的纵向分量 M_z 不断增加，最后达到平衡状态时的 M_0（见图 $1-8$）。

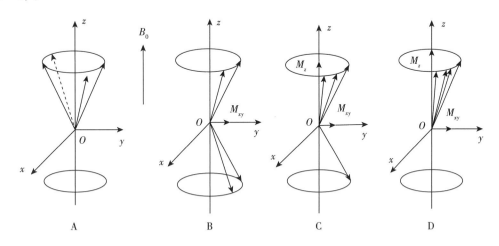

图 1 - 8　四个质子的纵向弛豫过程

上图给出了由 4 个质子组成的纵向弛豫过程。A 表示最初平衡状态，4 个质子均处在低能级，形成最初的纵向磁化强度向量 M_0；B 为 90°脉冲激发后的非平衡状态，低能级和高能级质子数相等，此时纵向磁化强度为 0；C 与 D 表示进行的纵向弛豫过程，在这一过程中纵向磁化强度逐渐从零恢复到最初情况。

静磁场 B_0 中的样品处于热平衡状态时，$M_z = M_0$，$M_{xy} = 0$，实验发现，弛豫过程中磁化向量 M 偏离平衡状态的程度越大，其恢复的速度就越快。依据这一实验规律，可以得出弛豫过程中旋转坐标系 (x', y', z) 中的 M_z 和 $M_{x'y'}$ 随时间的变化规律。

考虑样品受到的是 90°射频脉冲的作用，则在弛豫开始时，即 $t = 0$ 时，$M_z(0) = 0$，推出 M_z 随时间的变化规律为：

$$\frac{dM_z}{dt} = -\frac{M_z - M_0}{T_1} \tag{1.3.1}$$

其解为

$$M_z = M_0 + (M_z(0) - M_0) exp\left(-\frac{t}{T_1}\right)$$

$$M_z = M_0\left\{1 - exp\left(-\frac{t}{T_1}\right)\right\} \tag{1.3.2}$$

式中 T_1 称为纵向弛豫时间，纵向弛豫时间 T_1 表示 M_z 恢复到 M_0 的快慢程度，通常 T_1

的大小由 M_0 从零恢复到 M_0 的 63% 所需要的时间来确定。T_1 恢复曲线见图 1 - 9。

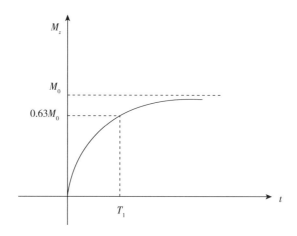

图 1 - 9 T_1 及 T_1 恢复曲线

纵向弛豫时间 T_1 反映的是组织样品纵向磁化向量的恢复速度，T_1 的大小与氢核所处的分子结构、环境温度及静磁场强度等因素有关。对于一般液体，由于分子的布朗运动激烈，T_1 较短；而对于固体，由于分子热运动受到很大限制，T_1 很长，可达几小时乃至几天。

对于同一组织，在不同磁场作用下，T_1 的大小也不相同。外磁场增大，T_1 的值也增大。理论上说，从 M_z 恢复到 M_0 需要的时间是无限长的，然而当 $t=5T_1$ 时，纵向磁化向量 M_z 已经恢复到了 M_0 的 99.33%，非常接近于 M_0，因此在实际应用中，用 $5T_1$ 表示 M_z 恢复到初始磁化向量 M_0 所需的时间。纵向弛豫时间是组织的固有特性，在外磁场给定以后，由于人体中不同组织中的氢核处于不同的化学环境中，它们有不同的 T_1 值，正常组织与异常组织的 T_1 值也有明显的差异。人体内游离水分子具有较长的 T_1 值（1500 ~ 3000ms），如脑脊液、水肿病变、囊性病变、坏死组织及肿瘤等，而人体内脂肪组织的 T_1 则较短（几百毫秒）。在共振频率为 100MHz 时，正常肝组织的 T_1 为 570ms，肝肿瘤为 832ms；正常肺组织的 T_1 为 570ms，肺肿瘤为 832ms。

横向弛豫是指横向磁化向量 $M_{x'y'}$ 逐渐衰减为 0 的过程，又称自旋 - 自旋弛豫，是由自旋核之间相互作用产生的。当 90° 射频脉冲关闭后，所有的自旋核都是同相位的，它们沿着相同的方向排列并且以相同的频率 ω_0 自旋，但自旋核的相互作用与外磁场的不均匀性导致自旋核失相位（见图 1 - 10）。

当两个自旋核相互临近时，一个质子的磁场将会影响与之相邻的质子。假设一个质子的方向与主磁场的方向一致，而另一个质子与主磁场的方向相反。沿 B_0 方向排列的质子由于周围质子的影响产生了一个稍高的磁场，这个磁场是由主磁场 B_0 及其他质子所产生的小磁场 ΔB 共同叠加而产生的，这个质子的进动频率为 $\omega = \gamma (B_0 + \Delta B)$。另

一方面逆 B_0 方向排列的质子受到一个与主磁场方向相反的略低磁场的影响,它的总磁场将略减少,因而该质子的进动频率为 $\omega = \gamma(B_0 - \Delta B)$。虽然质子间相互作用所产生的磁场强度很小,但是它会造成自旋核所在磁场的均匀性出现差异。其次外磁场的不均匀性使得不同位置的质子以不同的频率进动,这些频率上的微小差异导致了自旋失相位。

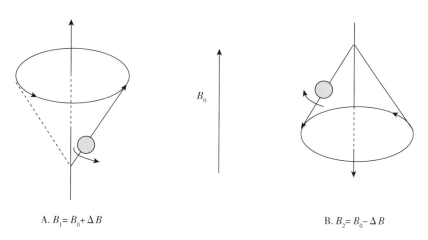

A. $B_1 = B_0 + \Delta B$ B_0 B. $B_2 = B_0 - \Delta B$

图 1-10 不同质子的进动方向

自旋间的相互作用和外磁场的不均匀性导致了自旋频率上的微小差异。假设有 3 种质子,一种置于稍强磁场中,以略快于拉莫尔频率的频率进动,频率为 $\omega_0^+ = \omega_0 + \gamma\Delta B$,一种置于稍弱磁场中,以略慢于拉莫尔频率的频率进动,频率为 $\omega_0^- = \omega_0 - \gamma\Delta B$,一种以拉莫尔频率进动,频率为 ω_0。经过足够长的时间,这 3 种质子在 $x\text{-}y$ 平面上将完全失相位,随后 $x\text{-}y$ 平面内的净磁化向量为零,也就是当射频脉冲停止后,质子由同相位逐渐分散最终均匀分布,宏观表现为其横向磁化向量 $M_{x'y'}$ 从最大(对于 90° 脉冲来说为 M_0)逐渐衰减为 0。通常用横向弛豫时间常数 T_2 表示 $M_{x'y'}$ 衰减的快慢。

图 1-11 为处在外磁场(沿 z 轴)中 4 个质子系统的横向弛豫过程。A 表示在射频脉冲作用后最初 4 个质子磁偶极矩的横向分量相同形成横向磁化向量 $M_{x'y'}$;B 表示开始失相位;C 为完全失相位,横向磁化强度衰减为 0。

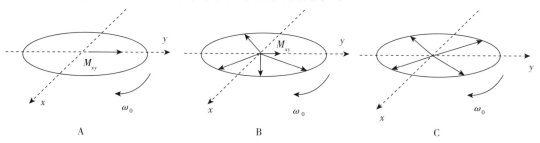

图 1-11 四个质子的横向弛豫过程

一个质子的自旋磁场可能会影响临近它的质子，自旋核的进动除了受到彼此之间的磁场影响外，静磁场 B_0 的不均匀性及周围其他原子所具有的局部磁场也影响自旋核的进动，使磁偶极矩 μ_i 在圆锥面上散开的速度加快，即 $M_{x'y'}$ 衰减加快，相应的横向弛豫时间常数表示为 T_2^*，显然 $T_2^* < T_2$。磁场的均匀性差异通常在百万分之几，但是这种微小的差异仍然会造成质子的失相位，所以在实际测量中应考虑去除磁场不均匀性的影响。

当外磁场均匀时，$M_{x'y'}$ 随时间变化的规律为

$$\frac{\mathrm{d}M_{x'y'}}{\mathrm{d}t} = -\frac{M_{x'y'}}{T_2}$$
$$M_{x'y'}(0) = M_0 \qquad\qquad (1.3.3)$$

其解为

$$M_{x'y'} = M_0 \exp\left(-\frac{t}{T_2}\right) \qquad\qquad (1.3.4)$$

式中 T_2 为横向弛豫时间，横向弛豫时间 T_2 表示 $M_{x'y'}$ 衰减到 0 的快慢。当 $t = T_2$ 时，$M_{x'y'}$ 衰减为 M_0 的 37%。当外磁场不均匀时

$$M_{x'y'} = M_0 \exp\left(-\frac{t}{T_2^*}\right) \qquad\qquad (1.3.5)$$

磁场绝对均匀时，$T_2^* = T_2$。一般情况下，两者并不相同（见图 1-12）。在不完全均匀磁场中 $T_2^* < T_2$，且满足（1.3.6），ΔB 表示磁场的不均匀性。

$$\frac{1}{T_2^*} = \frac{1}{T_2} + \gamma\Delta B \qquad\qquad (1.3.6)$$

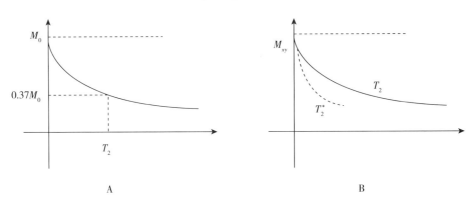

图 1-12 T_2 和 T_2^* 衰减曲线

横向弛豫时间 T_2 值反映的是组织横向磁化向量的衰减速度，T_2 值的大小主要与氢核所处的分子结构、静磁场的均匀性有关，而与环境温度、黏度及静磁场强度关系不大。一般情况下，T_2 比 T_1 小一个数量级，大致为几十到几百毫秒。

人体内不同组织的 T_2 是不同的，而正常组织与异常组织的 T_2 也有明显的差异。

人体内含游离水分子较多的组织 T_2 值较长，如脑脊液、肾病灶、囊腔、脓肿、炎症病灶、肿瘤等；人体内脂肪组织的 T_2 值中等；而人体的脾脏、肝脏、肌肉、含水较少或纤维化明显的肿瘤（如肺癌、成骨性肿瘤、胰腺癌）等组织的 T_2 较短。

纵向弛豫和横向弛豫是两个完全独立的过程，它们产生的机制是不同的。一般同一组织的 T_1 远比 T_2 长，T_2 衰减比 T_1 衰减快 5 ~ 10 倍。也就是说横向磁化向量在射频脉冲停止后很快完成弛豫而衰减为 0，但纵向磁化向量的恢复却需要较长的时间才能完成。

紧随 90° 射频脉冲之后，质子群同相进动，当磁场中的每一个自旋核（或一组自旋核）与射频线圈的方向一致时，那么射频接收线圈将收到一个很强的信号。因此当 $t=0$ 时，所有的质子均沿射频接收线圈方向排列，当自旋质子旋转了 90° 时，$t=t_1$，磁化向量在 y 轴没有分量，所有的磁化向量均在 x 轴方向。然而射频接收线圈仅能探测到 y 轴方向的磁化向量分量。因此当 $t=t_1$ 时，没有信号。继续旋转 90°（$t=t_2$），将会产生一个与初始信号反向的信号。$t=t_3$ 时，y 轴方向再次没有磁化向量，因此也就没有信号。$t=t_4$ 时，自旋再次沿接收线圈排列，此时信号最强（见图 1 – 13）。

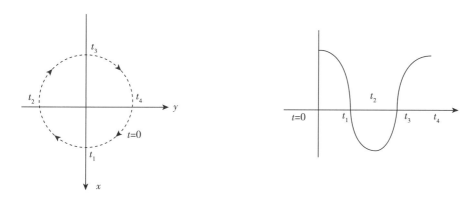

图 1 – 13 射频线圈接受的理想信号

在理想状态下，磁场完全均匀，接收到的信号就如同上述余弦信号一样。但在实际中，由于自旋失相位（也就是自旋 – 自旋相互作用和外磁场的不均匀性），当 $t=t_4$ 时，自旋将会轻微失相位且自旋产生的信号也将比初始信号弱，随着时间的推移，信号越来越弱，最后趋近于 0。

射频线圈接收到的信号如图 1 – 14。该信号称为自由感应衰减信号（free induction decay），其数学表示为

$$M_{xy}(t) = M_0 e^{-\frac{t}{T_2^*}} \cos\omega_0 t$$

T_2 衰减取决于自旋 – 自旋相互作用，它对同一组织来说是固定的，T_2^* 取决于外磁场的均匀性，它不是固定的。T_2^* 通常小于 T_2，T_2^* 的衰减通常快于 T_2，它们的关系见公式（1.3.6）

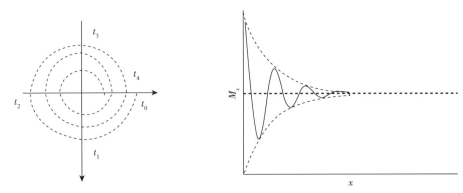

图1-14 射频线圈接收的实际信号

第四节 组织对比度与加权图像

施加射频脉冲后，等待一段时间再施加另一个射频脉冲，两个射频脉冲间的时间间隔即为脉冲重复时间（repetition time，TR）。当 $t = TR$ 时，z 轴方向上的磁化向量已经逐步恢复，$x-y$ 平面内的磁化向量已部分或全部衰减，倘若此时再施加一个 $90°$ 射频脉冲，那么纵向磁化向量 $M_z(TR) = M_0(1-e^{-\frac{TR}{T_1}})$ 将会翻转进入 $x-y$ 平面，然后再次沿 z 轴方向纵向恢复，直到下一个 TR 时，它将再次翻转进入 $x-y$ 平面（见图1-15、1-16）。

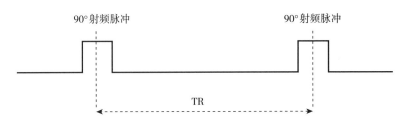

图1-15 两次连续的 $90°$ 射频脉冲之间的时间间隔为脉冲重复时间

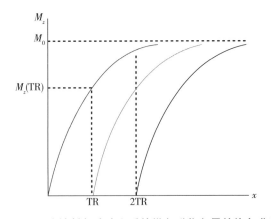

图1-16 连续射频脉冲之后的纵向磁化向量的恢复曲线

如果施加一系列的 90°射频脉冲，那么接收到的信号也将是一系列的自由感应衰减信号（FID）。当 $t=0$ 时，原始信号将是一个较强的自由感应衰减信号，其强度为 M_0。当 $t=$ TR 时，信号强度为 $M_z($ TR$)$，其值略微减小，但仍然是一个 FID 信号，当 $t=2$ TR 时，信号强度与 $t=$ TR 时的强度相同（见图 1 − 17）。

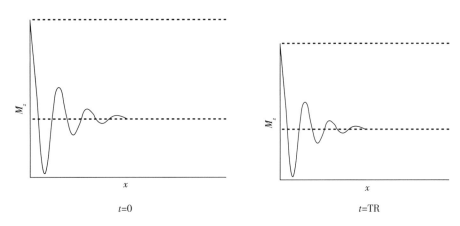

图 1 − 17　连续射频脉冲后的 FID 信号

实际上在射频脉冲结束后，并没有立即进行回波信号检测，而是在一个较短的时间间隔后才进行回波信号检测。这个较短的时间间隔就称为回波时间 TE（time to echo，TE）（见图 1 − 18）。

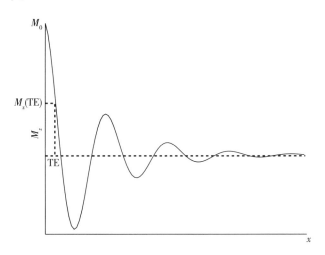

图 1 − 18　$t=0$ 和 $t=$ TE 时，FID 的幅值

由于 T_1 恢复和 T_2 衰减同时发生，在 $t=$ TR 时，已恢复的纵向磁化向量为

$$M_z(TR) = M_0\left(1 - e^{-\frac{TR}{T_1}}\right) \tag{1.4.1}$$

此时施加 90° 脉冲，经过 TE 时间后，检测到自由感应衰减信号的幅值 SI 为

$$SI(TE) = M_0(1 - e^{-\frac{TR}{T_1}})e^{-\frac{TE}{T_2}} \qquad (1.4.2)$$

由于 M_0 正比于静磁场 B_0 和自旋核的数量 $N(H)$，所以上式可以表示为

$$SI(TE) = KN(H)(1 - e^{-\frac{TR}{T_1}})e^{-\frac{TE}{T_2}} \qquad (1.4.3)$$

式中 K 是与静磁场、自旋核种类有关的常数。信号的幅值实际上由多个参数确定，即信号的幅值与 T_1、T_2、TR、TE 和 $N(H)$ 有关。

在 MR 成像中，信号的加权主要由扫描参数 TR 和 TE 决定，其中 TR 的长度决定了纵向磁化向量的恢复程度，TR 越短，组织在纵向恢复上的差异就越大，T_1 对比也就越强，但信号幅值随之下降，图像的信噪比就降低了。TE 的长度决定了横向磁化向量的衰减程度，TE 越短，信号的衰减就越少，T_2 的影响就越小，信号的幅值也就越高，图像的信噪比越高。通过对扫描参数 TR 和 TE 的选择来获取静态组织的 T_1 加权图像、T_2 加权图像和质子密度加权图像。

若 $TR \to +\infty$，则 $1 - e^{-\frac{TR}{T_1}} \to 1$，那么信号幅值 $SI(TE) \to KN(H)e^{-\frac{TE}{T_2}}$。如果 TR 足够大，那么 T_1 对信号强度的影响将会减小，即长 TR 可以减轻 T_1 效应。

设有两种组织 A 和 B，其 T_1 恢复曲线如图 1-19 所示，显然组织 A 的 T_1 值大于组织 B 的 T_1 值。选取两个 TR 值 TR_1 和 TR_2，较长 TR_2 可以减轻 T_1 效应，那么较短的 TR_1 在质子密度相同的条件下，它对两种组织的对比具有怎样的影响？由于

$$\frac{\text{组织 } A \text{ 的信号强度}}{\text{组织 } B \text{ 的信号强度}} = \frac{e^{-\frac{TE}{T_{2A}}}}{e^{-\frac{TE}{T_{2B}}}} \cdot \frac{1 - e^{-\frac{TR}{T_{1A}}}}{1 - e^{-\frac{TR}{T_{1B}}}} \qquad (1.4.4)$$

在 TE 较短的条件下，TE 远小于 T_2，$e^{-\frac{TE}{T_2}}$ 趋近于 1，上述比值近似于 $\dfrac{1 - e^{-\frac{TR}{T_{1A}}}}{1 - e^{-\frac{TR}{T_{1B}}}}$，如果 TR 也较短，由于组织 A 与 B 的 T_1 值不同，两种组织的信号强度相差较大，因此短的 TR 能增加组织的 T_1 对比。

一般选择短的 TE（$10 \sim 20$ms）和短的 TR（$300 \sim 600$ms），在组织内自旋核密度相等时，图像的灰度主要由 T_1 决定，称为 T_1 加权图像。其信号强度可表示为

$$SI(TE) = KN(H)(1 - e^{-\frac{TR}{T_1}}) \qquad (1.4.5)$$

在 T_1 加权图像中，自旋核密度相等时，T_1 大的地方，信号幅值较小，信号较弱；T_1 小的地方信号幅值较大，信号较强。即在 T_1 加权图像中，自旋核密度相同的组织，只要 T_1 存在差异，就可以通过 T_1 加权图像将其区分开来。

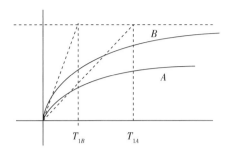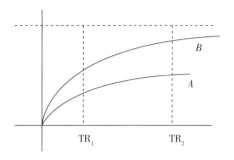

图 1 – 19　组织 A 和组织 B 的 T_1 恢复曲线

若 TE 值非常短（接近于零），那么 $e^{-\frac{TE}{T_2^*}}$ 就接近于 1，信号幅值

$$SI(TE) \rightarrow KN(H)\left(1 - e^{-\frac{TR}{T_1}}\right)$$

即 TE 极短，则可消除 T_2^* 对信号强度的影响，短 TE 可以减轻 T_2^* 效应。

假设组织 A 和组织 B 的 T_2^* 衰减曲线如图 1 – 20 所示，组织 B 的衰减时间小于组织 A 的衰减时间。选取两个 TE 值 TE_1 和 TE_2，由于较短的 TE 值可以减轻 T_2^* 效应，那么较长的 TE_2 在质子密度相同的条件下，它对两种组织的对比具有怎样的影响？

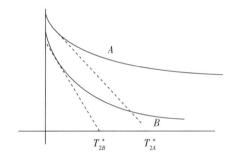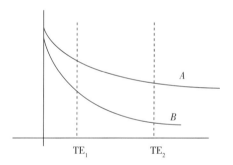

图 1 – 20　组织 A 和组织 B 的 T_2^* 衰减曲线

由（1.4.4）知，在 TR 较长的条件下，（1.4.4）的比值近似于 $\dfrac{e^{-\frac{TE}{T_{2A}^*}}}{e^{-\frac{TE}{T_{2B}^*}}}$，由于两种组织的 T_2^* 值不同，如果 TE 较大，（1.4.4）式的比值较大，反映了两种组织的对比相差较大，因此长的 TE 值能增加组织的 T_2^* 对比。

一般选择长 TE（80ms）和长 TR（2000ms），在组织内自旋核密度相等时，信号主要由 T_2 决定，称为 T_2 加权图像。由于 TR 远大于 T_1，$e^{-\frac{TR}{T_1}}$ 就趋近于 0，于是有

$$SI(TE) = KN(H)e^{-\frac{TE}{T_2}} \tag{1.4.6}$$

在 T_2 加权图像中，自旋核密度相等时，T_2 大的地方，信号幅值较大，信号较强；T_2 较小的地方，信号幅值较小，信号较弱。在 T_2 加权图像中，对于自旋核密度相同的组织，只要 T_2 存在差异，就可以通过 T_2 加权图像将其分辨出来。

如果选择短 TE（20ms）和长 TR（2000ms），由于 TR 远大于 T_1，$(1-e^{-\frac{TR}{T_1}})$ 趋近于 1，纵向磁化向量 M_z 在下一个 90°脉冲到来时，已完全恢复到 M_0，T_1 的影响就越小。又由于 TE 远小于 T_2，$e^{-\frac{TE}{T_2}}$ 就趋近于 1，T_2 的影响也在减小，于是有

$$SI(TE) = KN(H) \tag{1.4.7}$$

由此可知，信号仅由 $N(H)$ 决定，与 T_1 和 T_2 无关，称为质子密度加权图像。

图 1-21 为两组不同 TR 值得到的 MR 图像，左图的 TR = 1000ms，右图的 TR = 350ms，可见 TR 愈长，图像信噪比越高。并且较长的 TR 可以减少 T_1 弛豫过程的影响。

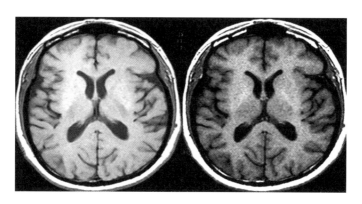

图 1-21　TR 对图像的信噪比和对比度的影响

对于 T_1 加权图像，希望消除 T_2 的影响需要短的 TE，而增强 T_1 的效果需要短的 TR，信号强度见（1.4.5）。对于 T_2 加权图像，希望消除 T_1 的影响需要长的 TR，而增强 T_2 的效果需要长的 TE，信号强度见（1.4.6）。对于质子密度加权图像，希望消除（降低）T_2 影响需要长的 TR，而消除（降低）T_1 的影响需要短的 TE，信号强度见（1.4.7）。

观察 3 种不同的脑组织（见下表）：脑灰质、脑白质、脑脊液的 T_1 恢复曲线，脑白质的纵向弛豫时间比脑灰质短，脑脊液有较长的弛豫时间 T_1（见图 1-22）。在 T_1 恢复曲线上添加 T_2 衰减曲线，脑脊液的 T_2 衰减时间最长，脑白质的 T_2 衰减时间最短，脑灰质的 T_2 衰减时间介于脑白质和脑脊液之间。如果选择较长的 TR 和较长的 TE（TE_3），可得到一个典型的 T_2 加权图像。此时脑脊液的信号强度最大，脑白质的信号强度最小，脑灰质的信号强度介于脑白质和脑脊液之间。若病变组织，如多发性硬化斑块的信号强度接近脑脊液强度，这使得病变组织和脑脊液难以分辨（见图 1-23）。

1.5T 的磁场中脑组织的 T_1，T_2 时间和质子密度

脑组织	T_1（ms）	T_2（ms）	N（H）
脑白质	510	67	0.61
脑灰质	760	77	0.69
水　肿	900	126	0.86
脑脊液	2350	180	1.00

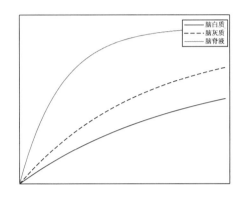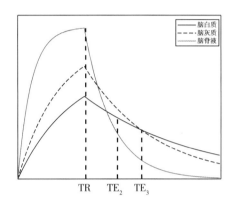

图 1－22　3 种组织的 T_1 恢复曲线和 T_2 衰减曲线

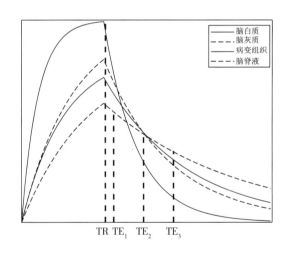

图 1－23　3 种组织及病变组织的 T_1 恢复曲线和 T_2 衰减曲线

　　如果病变组织的信号强度大于脑脊液和脑白质的信号强度，这样病变组织就容易被发现，如果选择长的 TR 和很短的 TE（TE_1），这样就产生了质子密加权度图像。此时病变组织的信号强度大于脑脊液的信号强度，但小于脑白质和脑灰质的信号强度。

　　在讨论纵向和横向弛豫时，总假设所有组织具有相同的质子密度，实际上各种组织间的质子密度是有差异的。这种质子密度的差异对 T_1 和 T_2 图像将会产生怎样的影响？由于

$$SI(t) = N(H)\left(1 - e^{-\frac{t}{T_1}}\right)$$

脑脊液的质子密度高于脑白质的质子密度，所以脑脊液的 T_1 恢复曲线具有更大的峰值。两条曲线有一个交点，在交点处两种组织的信号值相等，见图 1 – 24。由于 $1.0 \cdot \left(1 - e^{-\frac{t}{2350}}\right) = 0.61 \cdot \left(1 - e^{-\frac{t}{510}}\right)$，解之得 $t \approx 2462ms$，即两曲线在 $t \approx 2462ms$ 处相交。

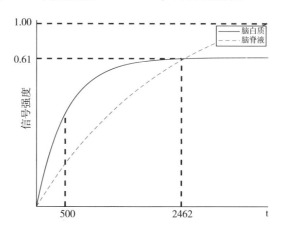

图 1 – 24　脑脊液和脑白质的 T_1 恢复曲线

在短 TR（TR = 300ms）时，因为脑白质的 T_1 较短，所以其信号强度比脑脊液高，然而脑脊液的 T_2 较脑白质长，因此在 T_2 曲线相交后，脑脊液的信号强度将高于脑白质的信号强度。因此在长 TE 时，将获得 T_2 对比，如果选择短 TE(TE$_1$)，可以得到 T_1 对比。因此采用短的 TR，为了最大限度地突出 T_1 对比，可采用尽可能短的 TE，从而获得 T_1 加权图像（见图 1 – 25）。

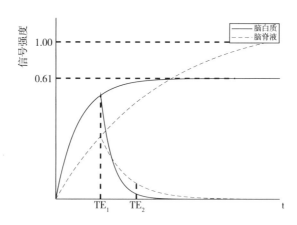

图 1 – 25　短 TR 时，脑白质和脑脊液的 T_1 恢复曲线和 T_2 衰减曲线

在长的 TR 时，如果选择非常短的 TE(TE$_1$)，得到质子密度加权图像，脑脊液的信号强度将大于脑白质的信号强度，此时信号强度的差异反映了两种组织间质子密度的差别。如果选择较长的 TE(TE$_2$)，两种脑组织间的信号强度的差异表现了其 T_2 对比

（见图 1 − 26）。

水肿是脑组织中的一种异常情况，水肿组织的 T_1 恢复曲线介于脑脊液和脑白质的 T_1 恢复曲线之间，即水肿组织的 T_1 值比脑脊液的 T_1 值小，但比脑白质的 T_1 值大。此时选择足够长的 TR 和较短的 TE，得到 3 种组织的质子密度加权图像。在此图像中，水肿组织的信号强度最强，有利于辨别出病变组织（见图 1 − 27）。

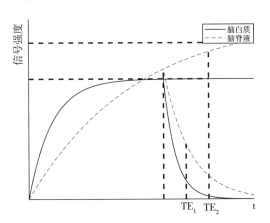

图 1 − 26　长 TR 时脑白质、脑脊液的 T_1 恢复曲线和 T_2 衰减曲线

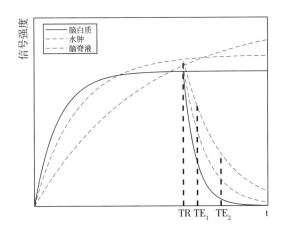

图 1 − 27　长 TR 时脑白质、脑脊液和水肿的 T_1 恢复曲线和 T_2 衰减曲线

第二章　磁共振成像原理

第一节　Bloch 方程

Bloch 方程是描述磁化向量 $M(t)$ 在外磁场 $B(t)$ 作用下变化规律的常微分方程组（见图 2 - 1）。在 MR 成像中，外磁场 B 由 3 种类型的磁场组成：①主静态磁场 B_0；②用于激励的射频磁场 $B_1(t)$；③空间定位所必需的梯度场 $G(t)$。先考虑只有主静态磁场且忽略弛豫项影响下的 Bloch 方程的解，再逐渐推广到一般情形。

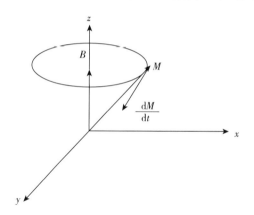

图 2 - 1　均匀磁场下磁化向量及其变化率

一、均匀物体在均匀磁场中的 Bloch 方程的解

设 $B(t) = B_0 k$，$M = \begin{pmatrix} M_x \\ M_y \\ M_z \end{pmatrix}$，$\dfrac{\mathrm{d}M}{\mathrm{d}t} = \begin{pmatrix} \dfrac{\mathrm{d}M_x}{\mathrm{d}t} \\ \dfrac{\mathrm{d}M_y}{\mathrm{d}t} \\ \dfrac{\mathrm{d}M_z}{\mathrm{d}t} \end{pmatrix}$，$t = 0$ 时，$M^0 = \begin{pmatrix} M_x^0 \\ M_y^0 \\ M_z^0 \end{pmatrix}$，那么有

$$\frac{\mathrm{d}M}{\mathrm{d}t} = M \times \gamma B_0 k \tag{2.1.1}$$

写成分量形式，即为

$$\begin{pmatrix} \dfrac{\mathrm{d}M_x}{\mathrm{d}t} \\[2mm] \dfrac{\mathrm{d}M_y}{\mathrm{d}t} \\[2mm] \dfrac{\mathrm{d}M_z}{\mathrm{d}t} \end{pmatrix} = \begin{vmatrix} i & j & k \\ M_x & M_y & M_z \\ 0 & 0 & \gamma B_0 \end{vmatrix} = \gamma B_0 M_y i - \gamma B_0 M_x j \tag{2.1.2}$$

写成方程组的形式，记 $\omega_0 = \gamma B_0$，即有

$$\begin{cases} \dfrac{\mathrm{d}M_x}{\mathrm{d}t} = \omega_0 M_y \\[2mm] \dfrac{\mathrm{d}M_y}{\mathrm{d}t} = -\omega_0 M_x \\[2mm] \dfrac{\mathrm{d}M_z}{\mathrm{d}t} = 0 \end{cases} \tag{2.1.3}$$

由方程组（2.1.3）知 $M_z = M_z^0$。对方程组（2.1.3）前两个方程关于 t 再求导，得两个二阶常系数微分方程

$$\frac{\mathrm{d}^2 M_x}{\mathrm{d}t^2} = -\omega_0^2 M_x$$

$$\frac{\mathrm{d}^2 M_y}{\mathrm{d}t^2} = -\omega_0 M_y$$

其通解为

$$M_x = C_1 \cos\omega_0 t + C_2 \sin\omega_0 t$$

$$M_y = D_1 \cos\omega_0 t + D_2 \sin\omega_0 t$$

当 $t = 0$ 时，$C_1 = M_x^0$，$D_1 = M_y^0$

由 $\dfrac{\mathrm{d}M_x}{\mathrm{d}t}\Big|_{t=0} = \omega_0 M_y^0$，$\dfrac{\mathrm{d}M_y}{\mathrm{d}t}\Big|_{t=0} = -\omega_0 M_x^0$ 得，$C_2 = M_y^0$，$D_2 = -M_x^0$，故有

$$M = \begin{pmatrix} M_x \\ M_y \\ M_z \end{pmatrix} = \begin{pmatrix} M_x^0 \cos\omega_0 t + M_y^0 \sin\omega_0 t \\ M_y^0 \cos\omega_0 t - M_x^0 \sin\omega_0 t \\ M_z^0 \end{pmatrix} = \begin{pmatrix} \cos\omega_0 t & \sin\omega_0 t & 0 \\ -\sin\omega_0 t & \cos\omega_0 t & 0 \\ 0 & 0 & 1 \end{pmatrix} \begin{pmatrix} M_x^0 \\ M_y^0 \\ M_z^0 \end{pmatrix}$$

即磁化向量 M 在一个圆锥面上绕 z 轴（主磁场方向）进动，进动的角速度为 ω_0。

考虑到弛豫过程，一般 Bloch 方程可表示为

$$\frac{\mathrm{d}M}{\mathrm{d}t} = M \times \gamma B_0 k - \frac{M_x i + M_y j}{T_2} - \frac{(M_z - M_0) k}{T_1} \tag{2.1.4}$$

写成分量形式，即有

$$\frac{\mathrm{d}M}{\mathrm{d}t} = \begin{pmatrix} \dfrac{\mathrm{d}M_x}{\mathrm{d}t} \\ \dfrac{\mathrm{d}M_y}{\mathrm{d}t} \\ \dfrac{\mathrm{d}M_z}{\mathrm{d}t} \end{pmatrix} = \gamma B_0 M_y i - \gamma B_0 M_x j - \frac{M_x}{T_2} i - \frac{M_y}{T_2} j - \frac{(M_z - M_0)}{T_1} k \tag{2.1.5}$$

$$\begin{cases} \dfrac{\mathrm{d}M_x}{\mathrm{d}t} = \gamma B_0 M_y - \dfrac{M_x}{T_2} \\[2mm] \dfrac{\mathrm{d}M_y}{\mathrm{d}t} = -\gamma B_0 M_x - \dfrac{M_y}{T_2} \\[2mm] \dfrac{\mathrm{d}M_z}{\mathrm{d}t} = -\dfrac{M_z}{T_1} + \dfrac{M_0}{T_1} \end{cases} \tag{2.1.6}$$

方程组（2.1.6）的第三个方程是一阶线性非齐次方程，其对应的齐次方程$\dfrac{\mathrm{d}M_z}{\mathrm{d}t} = -\dfrac{1}{T_1}$

M_z 的通解为

$$M_z = C_1 e^{-\frac{t}{T_1}}$$

利用常数变易法，设非齐次方程的解为 $M_z = C_1(t) e^{-\frac{t}{T_1}}$，得

$$C'_1(t) = \frac{M_0}{T_1} e^{\frac{t}{T_1}}, C_1(t) = M_0 e^{\frac{t}{T_1}} + C$$

非齐次方程的通解为 $M_z = C e^{-\frac{t}{T_1}} + M_0$

当 $t = 0$ 时，$M_z^0 = C + M_0$，$C = M_z^0 - M_0$，则有

$$M_z = (M_z^0 - M_0) e^{-\frac{t}{T_1}} + M_0 = e^{-\frac{t}{T_1}} M_z^0 + M_0 (1 - e^{-\frac{t}{T_1}}) \tag{2.1.7}$$

对于微分方程$\dfrac{\mathrm{d}M_x}{\mathrm{d}t} + \dfrac{1}{T_2} M_x = \omega_0 M_y$ 和$\dfrac{\mathrm{d}M_y}{\mathrm{d}t} + \dfrac{1}{T_2} M_y = -\omega_0 M_x$，设有积分因子 $\mu(t)$，

则有

$$\frac{\mathrm{d}[M_x \mu(t)]}{\mathrm{d}t} = \mu(t) \frac{\mathrm{d}M_x}{t} + \mu'(t) M_x = \mu(t) \left[\frac{\mathrm{d}M_x}{t} + \frac{\mu'(t)}{\mu(t)} M_x \right]$$

$$\frac{\mathrm{d}[M_y \mu(t)]}{\mathrm{d}t} = \mu(t) \frac{\mathrm{d}M_y}{t} + \mu'(t) M_y = \mu(t) \left[\frac{\mathrm{d}M_y}{t} + \frac{\mu'(t)}{\mu(t)} M_y \right]$$

令$\dfrac{\mu'(t)}{\mu(t)} = \dfrac{1}{T_2}$，解此齐次方程得 $\mu(t) = e^{\frac{t}{T_2}}$，给方程两端乘以该积分因子，得

$$e^{\frac{t}{T_2}}\frac{\mathrm{d}M_x}{\mathrm{d}t} + \frac{1}{T_2}e^{\frac{t}{T_2}}M_x = \omega_0 M_y e^{\frac{t}{T_2}}$$

$$e^{\frac{t}{T_2}}\frac{\mathrm{d}M_y}{\mathrm{d}t} + \frac{1}{T_2}e^{\frac{t}{T_2}}M_y = -\omega_0 M_x e^{\frac{t}{T_2}}$$

化简整理得

$$\begin{cases} \dfrac{\mathrm{d}(e^{\frac{t}{T_2}}M_x)}{\mathrm{d}t} = \omega_0 M_y e^{\frac{t}{T_2}} \\ \dfrac{\mathrm{d}(e^{\frac{t}{T_2}}M_y)}{\mathrm{d}t} = -\omega_0 M_x e^{\frac{t}{T_2}} \end{cases} \tag{2.1.8}$$

对方程组（2.1.8）再关于 t 求导，得二阶常系数线性齐次微分方程

$$\begin{cases} \dfrac{\mathrm{d}^2(e^{\frac{t}{T_2}}M_x)}{\mathrm{d}t^2} = \omega_0 \dfrac{\mathrm{d}}{\mathrm{d}t}(e^{\frac{t}{T_2}}M_y) = -\omega_0^2(e^{\frac{t}{T_2}}M_x) \\ \dfrac{\mathrm{d}(e^{\frac{t}{T_2}}M_y)}{\mathrm{d}t} = -\omega_0 \dfrac{\mathrm{d}}{\mathrm{d}t}(e^{\frac{t}{T_2}}M_x) = -\omega_0^2(e^{\frac{t}{T_2}}M_y) \end{cases} \tag{2.1.9}$$

其通解为

$$e^{\frac{t}{T_2}}M_x = A\cos\omega_0 t + B\sin\omega_0 t$$

$$e^{\frac{t}{T_2}}M_y = C\cos\omega_0 t + D\sin\omega_0 t$$

当 $t=0$ 时，$A = M_x^0$，$C = M_y^0$

由 $\dfrac{\mathrm{d}(e^{\frac{t}{T_2}}M_x)}{\mathrm{d}t}\Big|_{t=0} = \omega_0 M_y^0$，$\dfrac{\mathrm{d}(e^{\frac{t}{T_2}}M_y)}{\mathrm{d}t}\Big|_{t=0} = -\omega_0 M_x^0$ 得，$B = M_y^0, D = -M_x^0$，故有

$$M = \begin{pmatrix} M_x \\ M_y \\ M_z \end{pmatrix} = \begin{pmatrix} (M_x^0\cos\omega_0 t + M_y^0\sin\omega_0 t)e^{-\frac{t}{T_2}} \\ (M_y^0\cos\omega_0 t - M_x^0\sin\omega_0 t)e^{-\frac{t}{T_2}} \\ e^{-\frac{t}{T_1}}M_z^0 + (1 - e^{-\frac{t}{T_1}})M_0 \end{pmatrix}$$

$$= \begin{pmatrix} e^{-\frac{t}{T_2}} & & \\ & e^{-\frac{t}{T_2}} & \\ & & e^{-\frac{t}{T_1}} \end{pmatrix} \begin{pmatrix} \cos\omega_0 t & \sin\omega_0 t & 0 \\ -\sin\omega_0 t & \cos\omega_0 t & 0 \\ 0 & 0 & 1 \end{pmatrix} \begin{pmatrix} M_x^0 \\ M_y^0 \\ M_z^0 \end{pmatrix} + \begin{pmatrix} 0 \\ 0 \\ M_0(1 - e^{-\frac{t}{T_1}}) \end{pmatrix} \tag{2.1.10}$$

M_x 和 M_y 中包含乘法因子 $e^{-\frac{t}{T_2}}$，表明进动磁化向量在横向平面存在衰减。在这种横向衰减的同时，磁化向量沿纵轴以时间常数 T_1 确定的速率返回到平衡位置。图 2-2 描绘了 $M^0 = M_0 i$ 时，M 的横向衰减和纵向恢复。

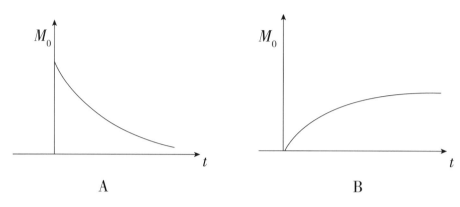

图 2 - 2　磁化向量的弛豫行为

A. 以时间常数 T_2 为特征的横向弛豫；B. 以时间常数 T_1 为特征的纵向弛豫

需要经常检测横向磁化向量 M_{xy} 变化，因为它决定了记录的时间信号。以频率 ω_0 旋转的向量可以用复数 $e^{-i\omega_0 t}$ 来表示，横向磁化向量可以表示为复数的形式。

记 $M_{xy} = M_x + iM_y$，且具有初始条件 $M^0 = M_x^0 + iM_y^0$，则 Bloch 方程可表示为

$$\frac{\mathrm{d}M_{xy}}{\mathrm{d}t} = \frac{\mathrm{d}M_x}{\mathrm{d}t} + i\frac{\mathrm{d}M_y}{\mathrm{d}t} = -\left(\frac{1}{T_2} + i\omega_0\right)M_{xy}$$

$$\frac{\mathrm{d}M_z}{\mathrm{d}t} = -\frac{M_z}{T_1} + \frac{M_0}{T_1}$$

此时 M_{xy} 的解可表示为

$$M_{xy} = M^0 e^{-\frac{t}{T_2}} e^{-i\omega_0 t} \tag{2.1.11}$$

二、非均匀物体在非均匀磁场中的 Bloch 方程的解

现在从均匀样本推广到非均匀样本，因此 $M(t)$ 和 T_2 变为 $M(r,t)$ 和 $T_2(r)$，其中 $r = (x,y,z)$，还把均匀静态磁场 B_0 推广到非均匀磁场，该非均匀磁场仍指向 z 轴方向，非均匀磁场可以是静态磁场 $B(r)$，或者更一般的时变磁场 $B(r,t)$，其中

$$B(r,t) = (B_0 + \Delta B(r,t))k$$

此时横向磁化向量满足方程

$$\frac{\mathrm{d}M_{xy}(r,t)}{\mathrm{d}t} = -\left(\frac{1}{T_2(r)} + i(\omega_0 + \Delta\omega(r,t))\right)M_{xy}(r,t) \tag{2.1.12}$$

其中 $\omega_0 = \gamma B_0$，$\Delta\omega(r,t) = \gamma\Delta B(r,t)$，上述方程写成分量形式，即有

$$\frac{\mathrm{d}M_x(r,t)}{\mathrm{d}t} + \frac{1}{T_2(r)}M_x(r,t) = (\omega_0 + \Delta\omega(r,t))M_y(r,t) \tag{2.1.13}$$

$$\frac{\mathrm{d}M_y(r,t)}{\mathrm{d}t} + \frac{1}{T_2(r)}M_y(r,t) = -\left(\omega_0 + \Delta\omega(r,t)\right)M_x(r,t) \qquad (2.1.14)$$

对方程（2.1.13）、（2.1.14），设有积分因子 $\mu(r,t)$，将 r 看作参变量，则

$$\frac{\mathrm{d}}{\mathrm{d}t}\left[\mu(r,t)M_x(r,t)\right] = \mu(r,t)\frac{\mathrm{d}M_x(r,t)}{\mathrm{d}t} + \frac{\mathrm{d}\mu(r,t)}{\mathrm{d}t}M_x(r,t)$$

$$= \mu(r,t)\left[\frac{\mathrm{d}M_x(r,t)}{\mathrm{d}t} + \frac{\mathrm{d}\mu(r,t)}{\mathrm{d}t}\frac{1}{\mu(r,t)}M_x(r,t)\right]$$

令 $\dfrac{\mathrm{d}\mu(r,t)}{\mathrm{d}t}\dfrac{1}{\mu(r,t)} = \dfrac{1}{T_2(r,t)}$，则有

$$\frac{\mathrm{d}\mu(r,t)}{\mathrm{d}t} = \frac{1}{T_2(r,t)}\mu(r,t)$$

解此方程，得

$$\mu(r,t) = e^{\frac{t}{T_2(r)}}$$

用此积分因子同乘以（2.1.13）、（2.1.14）两边，得

$$\frac{\mathrm{d}\left[e^{\frac{t}{T_2(r)}}M_x(r,t)\right]}{\mathrm{d}t} = \left(\omega_0 + \Delta\omega(r,t)\right)\left[e^{\frac{t}{T_2(r)}}M_y(r,t)\right] \qquad (2.1.15)$$

$$\frac{\mathrm{d}\left[e^{\frac{t}{T_2(r)}}M_y(r,t)\right]}{\mathrm{d}t} = -\left(\omega_0 + \Delta\omega(r,t)\right)\left[e^{\frac{t}{T_2(r)}}M_x(r,t)\right] \qquad (2.1.16)$$

对（2.1.15）、（2.1.16）两边再关于 t 求导，得到两个二阶非常数非齐次方程，目前这类方程还难以求解。

当磁场 $B(r) = B_0$ 是均匀磁场时，由（2.1.11）式知，M_{xy} 在横向平面上绕原点逆时针旋转 $\omega_0 t$ 角度，同时作指数衰减。现在磁场是非均匀的，M_{xy} 绕原点逆时针旋转，并作指数衰减。M_{xy} 旋转的角速度为 $\omega_0 + \Delta\omega(r,t)$，从开始到时刻 t，M_{xy} 绕原点转过的角度为

$$\int_0^t \left(\omega_0 + \Delta\omega(r,t)\right)\mathrm{d}t = \omega_0 t + \int_0^t \Delta\omega(r,t)\,\mathrm{d}t$$

所以 M_{xy} 可表示为

$$M_{xy}(r,t) = M^0 e^{-\frac{t}{T_2(r)}}e^{-i\left(\omega_0 t + \int_0^t \Delta\omega(r,t)\,\mathrm{d}t\right)} \qquad (2.1.17)$$

1. 静态梯度场 静态梯度场是最简单最常见也是最重要的非均匀磁场，和 B_0 一样指向 z 轴方向，但其大小随位置坐标的变化而变化。如 x 梯度

$$B(r) = (B_0 + G_x x)k, \Delta\omega(r) = \gamma G_x x$$

只有静磁场 B_0 时，拉莫尔频率为 $\omega_0 = \gamma B_0$，在施加 x 梯度场后，拉莫尔频率随 x 坐标而发生变化

$$\omega(r) = \gamma(B_0 + G_x x) = \omega_0 + \gamma G_x x = \omega_0 + \Delta\omega(r)$$

此时横向磁化向量为

$$M_{xy}(r) = M^0(r) e^{-\frac{t}{T_2(r)}} e^{-i\omega_0 t} e^{-i(\gamma G_x x)t} \qquad (2.1.18)$$

2. 任意方向的梯度场 此时梯度场的梯度可表示为 $G = G_x i + G_y j + G_z k$，总磁场为

$$B(r) = (B_0 + G_x x + G_y y + G_z z)k = (B_0 + G \cdot r)k, \ r = (x,y,z)$$

$$\omega(r) = \gamma(B_0 + G \cdot r) = \omega_0 + \gamma G \cdot r = \omega_0 + \Delta\omega(r), \Delta\omega(r) = \gamma G \cdot r$$

横向磁化向量为

$$M_{xy}(r) = M^0(r) e^{-\frac{t}{T_2(r)}} e^{-i\omega_0 t} e^{-i\gamma G \cdot rt} \qquad (2.1.19)$$

3. 时间变化梯度场 一般地梯度场的梯度可表示为

$$\left[G(t) = G_x(t)i + G_y(t)j + G_z(t)k \right]$$

$$B(r,t) = (B_0 + G_x(t)x + G_y(t)y + G_z(t)z)k = (B_0 + G(t) \cdot r)k$$

相应地，横向磁化向量为

$$M_{xy}(r,t) = M^0(r) e^{-\frac{t}{T_2(r)}} e^{-i\omega_0 t} e^{-i\gamma \int_0^t G(\tau) \cdot r d\tau} \qquad (2.1.20)$$

第二节　信号方程

到目前为止，给出了几个重要梯度场情形下的横向磁化向量的表示。现在利用这些梯度场下横向磁化向量来实现核磁成像。在 MR 成像系统中，接收线圈包围并在整个感兴趣的空间区域上均匀敏感。此外接收线圈被设计为检测横向方向上磁化向量的通量变化。因此接收时间信号 $s_r(t)$ 是对感兴趣空间区域中所有进动横向磁化向量的连续叠加中得到，而连续叠加则表现为相应区域上的重积分。

$$s_r(t) = \int_{volume} M_{xy}(r,t) \, dv = \iiint_{x\,y\,z} M_{xy}(r,t) \, dv$$

$$= \iiint_{x\,y\,z} M^0(x,y,z) e^{-\frac{t}{T_2(r)}} e^{-i\omega_0 t} e^{-i\gamma \int_0^t G(\tau) \cdot r d\tau} \, dxdydz \qquad (2.2.1)$$

为方便有关成像方法讨论，现在使用以下简化处理，将暂时忽略弛豫项 $e^{-\frac{t}{T_2(r)}}$，同时将讨论平面成像方法，假设平面是以 $z = z_0$ 为中心，厚度为 Δz 的平面薄片，对该平面薄片选择性地进行激励，以便只接收来自该平面薄片的信息，此时接收信号为

$$s_r(t) = \iiint_{x\,y\,z} M^0(x,y,z) e^{-i\omega_0 t} e^{-i\gamma \int_0^t G(\tau) \cdot r d\tau} \, dxdydz$$

$$= \iint_{x\,y} \left[\int_{z_0-\frac{\Delta z}{2}}^{z_0+\frac{\Delta z}{2}} M^0(x,y,z) \, dz \right] e^{-i\omega_0 t} e^{-i\gamma \int_0^t G(\tau) \cdot r d\tau} \, dxdy$$

记 $m(x,y) = \int_{z_0-\frac{\Delta z}{2}}^{z_0+\frac{\Delta z}{2}} M^0(x,y,z)\mathrm{d}z$ ，则有

$$s_r(t) = \iint\limits_{x,y} m(x,y) e^{-i\omega_0 t} e^{-i\gamma\int_0^t G(\tau)\cdot r\mathrm{d}\tau}\mathrm{d}x\mathrm{d}y \qquad (2.2.2)$$

如果忽略掉相位因子 $e^{-i\omega_0 t}$ ，则得到基带信号 $s(t)$

$$s(t) = s_r(t) e^{i\omega_0 t} = \iint\limits_{x,y} m(x,y) e^{-i\gamma\int_0^t G(\tau)\cdot r\mathrm{d}\tau}\mathrm{d}x\mathrm{d}y$$

通过这个平面上的二重积分，$s(t)$ 提供了关于 $m(x,y)$ 的信息，即感兴趣的平面薄片的横向核磁向量的分布。最终希望获取一组适当的信号 $s(t)$，以重建最接近 $m(x,y)$ 的图像 $I(x,y)$。

通常 $m(x,y)$ 是 NMR 参数 $\rho(x,y)$（密度）、$T_1(x,y)$ 和 $T_2(x,y)$ 的函数。精确的函数形式取决于各种时间常数和激励参数。由于仅在 x 和 y 方向上需要空间定位，时间信号 $s(t)$ 的表示式中通过仅考虑 x 和 y 梯度场 $G_x(t)$ 和 $G_y(t)$ 而得以进一步简化，因此对来自激发平面薄层的接收信号可表示为

$$s(t) = \iint\limits_{x,y} m(x,y) e^{-i\gamma x\int_0^t G_x(\tau)\mathrm{d}\tau} e^{-i\gamma y\int_0^t G_y(\tau)\mathrm{d}\tau}\mathrm{d}x\mathrm{d}y$$

记 $k_x(t) = \dfrac{\gamma}{2\pi}\int_0^t G_x(\tau)\mathrm{d}\tau, k_y(t) = \dfrac{\gamma}{2\pi}\int_0^t G_y(\tau)\mathrm{d}\tau$ ，则有

$$s(t) = \iint\limits_{x,y} m(x,y) e^{-2\pi i(k_x(t)x + k_y(t)y)}\mathrm{d}x\mathrm{d}y \qquad (2.2.3)$$

方程（2.2.3）称为信号方程，这个方程非常重要，因为它将能够描述几乎所有的成像方法。成像问题变成了获取适当的信号 $\{s(t)\}$，以使能够反演方程（2.2.3）以确定 $m(x,y)$ 的问题。

一、信号方程与傅里叶变换的关系

函数 $g(t)$ 一维傅里叶变换 $G(f)$ 定义为

$$G(f) = \int_{-\infty}^{\infty} g(t) e^{-i2\pi ft}\mathrm{d}t \qquad (2.2.4)$$

一维傅里叶逆变换定义为

$$g(t) = \int_{-\infty}^{\infty} G(f) e^{2\pi ift}\mathrm{d}f \qquad (2.2.5)$$

函数 $g(x,y)$ 的二维傅里叶变换定义为

$$G(k_x,k_y) = \iint\limits_{R^2} g(x,y) e^{-2\pi i(xk_x + yk_y)}\mathrm{d}x\mathrm{d}y \qquad (2.2.6)$$

二维傅里叶逆变换定义为

$$g(x,y) = \iint\limits_{R^2} G(k_x, k_y) e^{2\pi i(xk_x + yk_y)} \, \mathrm{d}k_x \mathrm{d}k_y \qquad (2.2.7)$$

设 $m(x,y)$ 的二维傅里叶变换为 $\hat{M}(k_x, k_y)$，由（2.2.3）可知

$$s(t) = \hat{M}(k_x, k_y) = \hat{M}\left(\frac{\gamma}{2\pi} \int_0^t G_x(\tau) \mathrm{d}\tau, \frac{\gamma}{2\pi} \int_0^t G_y(\tau) \mathrm{d}\tau\right) \qquad (2.2.8)$$

这是 MR 成像中最重要的关系，在任何给定的时间 t，$s(t)$ 等于 $m(x,y)$ 在某个空间频率的二维傅里叶变换的值。全部记录信号 $s(t)$ 通过空间频率映射到傅里叶空间的某个轨线，该轨线是由所施加的梯度波形 $G_x(t)$ 和 $G_y(t)$ 的时间积分所确定。在 MR 文献中，二维傅里叶变换空间通常被称为 k 空间。为了形成图像，由 $\{s(t)\}$ 给出的轨线应该覆盖 k 空间的足够部分，以允许重构 $m(x,y)$。

二、基本二维成像方法

1. 二维投影重建 该方法类似于 X 射线计算机断层扫描中使用的方法。二维投影重建序列的时序图如图 2 – 3 所示，随着射频激励脉冲、x 梯度和 y 梯度开启，并且读取 FID 信号。两个梯度的幅度在随后的激励中适当增加。这个序列的 k 空间轨线是从原点发出的一组径向线，这些径向线来自每一次的射频激励。每一条径向线从原点开始，并以角度 θ 向外移动，其中 $\theta = \tan^{-1}\left(\frac{G_y}{G_x}\right)$。因为每次激励后只获得一个象限的数据，所以测量集的角度范围必须在 0°到 360°之间。理论上如果 $m(x,y)$ 是实数，则 $\hat{M}(k_x, k_y)$ 满足

$$\hat{M}(-k_x, -k_y) = \overline{\hat{M}(k_x, k_y)} \qquad (2.2.9)$$

因此第一象限的径向线可以用于确定第三象限的径向线，因此测量集的角度范围只需在 0°到 180°的范围即可。然而实际上由于其他因素的影响，$m(x,y)$ 并不是一个实数，因而性质（2.2.9）不再成立。

为了获得整个径向线，可以在信号读出期间应用图 2 – 3 的梯度波形。在这种情况下，k 空间轨迹从原点开始，最初向左移动，当梯度反转时，折返向右移动，再次穿过原点，并继续向右移动，因此每次读出都会获得来自两个象限的信息，从而由 0°到 180°的范围是足以填充 k 空间的。由图中可以看出，当两个梯度的幅度发生变化，可以获取 k 空间中不同角度的径向线。

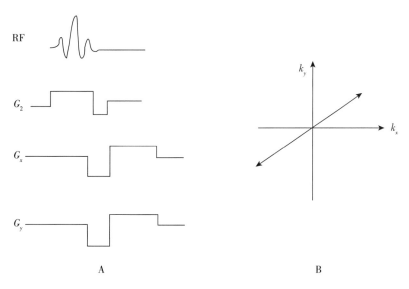

图 2－3　二维投影重建序列

A. 时序图；B. k 空间轨线向外延伸，然后自行折返，获取两个象限的信息

由信号方程知，当只施加 x 梯度时，s（t）可表示为

$$s(t) = \iint_{x\ y} m(x,y) e^{-i\gamma G_x tx} \mathrm{d}x\mathrm{d}y$$

$$= \int_x \left(\int_y m(x,y)\mathrm{d}y \right) e^{-2\pi i(\frac{\gamma}{2\pi}G_x t)x} \mathrm{d}x = F_{1D}\left(g_{\theta=0°}(x) \right)_{k_x = \frac{\gamma}{2\pi}G_x t}$$

其中 $g_{0°}(x) = \int_y m(x,y)\mathrm{d}y$ ，即 $s(t)$ 是 $g_{0°}(x)$ 的一维傅里叶变换在 $k_x = \dfrac{\gamma}{2\pi}G_x t$ 的值，亦有

$$g_{0°}(x) = F_{1D}^{-1}(s(t))_{f=\frac{\gamma}{2\pi}G_x x}$$

对一般情形，假设 $G_x = G\cos\theta$，$G_y = G\sin\theta$，此时

$$s(t) = \iint_{x\ y} m(x,y) e^{-i\gamma(G_x tx + G_y ty)} \mathrm{d}x\mathrm{d}y$$

坐标旋转变换

$$\begin{pmatrix} u \\ v \end{pmatrix} = \begin{pmatrix} \cos\theta & \sin\theta \\ -\sin\theta & \cos\theta \end{pmatrix}\begin{pmatrix} x \\ y \end{pmatrix}, \quad \begin{pmatrix} x \\ y \end{pmatrix} = \begin{pmatrix} \cos\theta & -\sin\theta \\ \sin\theta & \cos\theta \end{pmatrix}\begin{pmatrix} u \\ v \end{pmatrix}$$

记 $m(x,y) = m(u\cos\theta - v\sin\theta, u\sin\theta + v\cos\theta) = m_\theta(u,v)$。经化简得

$$e^{-i\gamma(G_x tx + G_y ty)} = e^{-i\gamma[G\cos\theta t(u\cos\theta - v\sin\theta) + G\sin\theta t(u\sin\theta + v\cos\theta)]} = e^{-i\gamma Gtu}$$

$$\frac{\partial(x,y)}{\partial(u,v)} = \begin{vmatrix} x_u & x_v \\ y_u & y_v \end{vmatrix} = \begin{vmatrix} \cos\theta & -\sin\theta \\ \sin\theta & \cos\theta \end{vmatrix} = 1$$

利用二重积分换元法，得

$$s(t) = \iint_{u\ v} m_\theta(u,v) e^{-i\gamma Gtu} \mathrm{d}u\mathrm{d}v = \int_u \left(\int_v m_\theta(u,v)\mathrm{d}v \right) e^{-i\gamma Gtu} \mathrm{d}u$$

令 $g_\theta(u) = \int\limits_v m_\theta(u,v)\mathrm{d}v$，则有

$$s(t) = \int\limits_u g_\theta(u) e^{-i\gamma Gtu}\mathrm{d}u = \int\limits_u g_\theta(u) e^{-2\pi i(\frac{\gamma}{2\pi}Gt)u}\mathrm{d}u = F_{1D}(g_\theta(u))_{k_u = \frac{\gamma}{2\pi}Gt} \quad (2.2.10)$$

设有二元函数 $f(x,y)$，其在 y 轴方向的投影可表示为

$$p(x) = \int\limits_y f(x,y)\mathrm{d}y$$

对任意方向 v，u 为与 v 正交的方向，且满足右手系，u 的正向与 x 轴的正向夹角为 θ，则称方向 v 为由参数 θ 确定的方向。y 轴就是由参数 $\theta = 0$ 所确定的方向。

一般地函数 $f(x,y)$ 在一个由参数 θ 所确定的任意方向 v 上的投影定义为

$$p_\theta(u) = \int\limits_v f(u\cos\theta - v\sin\theta, u\sin\theta + v\cos\theta)\mathrm{d}v \quad (2.2.11)$$

对投影函数 $p_\theta(u)$，其一维傅里叶变换为

$$\int\limits_u p_\theta(u) e^{-i\omega u}du = \iint\limits_{u\ v}\left[\int\limits_v f(u\cos\theta - v\sin\theta, u\sin\theta + v\cos\theta)dv\right]e^{-i\omega u}du$$

令 $\begin{cases} x = u\cos\theta - v\sin\theta \\ y = u\sin\theta + v\cos\theta \end{cases}$，显然 $\dfrac{\partial(x,y)}{\partial(u,v)} = 1$，利用二重积分换元法，得

$$\int\limits_u p_\theta(u) e^{-i\omega u}du = \iint\limits_{u,v} f(x,y) e^{-i\omega(x\cos\theta + y\sin\theta)}\mathrm{d}x\mathrm{d}y$$

$$= F_{2D}[f(x,y)]_{(\omega\cos\theta, \omega\sin\theta)} \quad (2.2.12)$$

定理 2.1 设 $p_\theta(u)$ 是 $f(x,y)$ 沿由参数 θ 所确定的方向 v 方向上的投影，$F(k_x, k_y)$ 是 $f(x,y)$ 的二维傅里叶变换，那么 $p_\theta(u)$ 的一维傅里叶变换等于 $F(k_x, k_y)$ 在夹角为 θ 的径向线上的值（见图 2 - 4）。

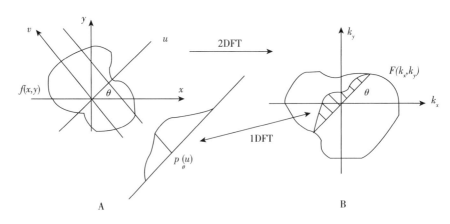

图 2 - 4 二元函数及其投影的傅里叶变换

A. 二元函数及其投影；B. 二元函数的二维傅里叶变换及其投影的一维傅里叶变换

从定理 2.1.1 来看，函数 $m(x,y)$ 在由参数 θ 所确定的方向上的投影 $g_\theta(u)$ 的一维傅里叶变换 $s(t)$（不同的 θ 施加的梯度场不同），给出了函数 $m(x,y)$ 二维傅里叶变换 $\hat{M}(k_x,k_y)$ 在同一角度径向线上的值 $\hat{M}(\omega\cos\theta,\omega\sin\theta)$。因此每一个测量信号给出了函数的二维傅里叶变换沿同一角度径向线的值。上述推导中涉及两个傅里叶变换，一个是与 $s(t)$ 相关的投影的一维傅里叶变换，另一个是通过定理 2.1.1 将投影的一维傅里叶变换与二维傅里叶变换空间的径向线相关。由此得到，$s(t)$ 存在于 $m(x,y)$ 的二维傅里叶变换域中，因此我们从不同角度获得了信号方程与 k 空间的联系。

总结二维投影重建方法

（1）记录 N 个 k 空间径向线 $s(t)$，每次通过改变 x 梯度和 y 梯度大小以获得不同的角度 θ。

（2）通过投影应用已建立的 CT 重建算法（如卷积反投影）处理数据集，或通过插值到二维网格上后，对 k 空间数据进行二维傅里叶逆变换重建 $m(x,y)$。

2. 傅里叶域方法　图 2-5 显示基本二维傅里叶变换序列的时序图。一个选择性的射频脉冲激励感应层面，且 y 梯度开启一段时间 t_y。一旦 G_y 梯度关闭，信号就会在恒定 x 梯度下读出。在随后的激励中，y 梯度的幅度可以改变，而 x 梯度的幅度保持不变。

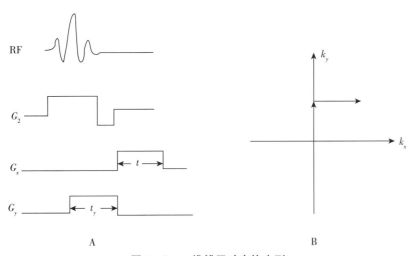

图 2-5　二维傅里叶变换序列

A. 时序图；B. k 空间轨迹

从原点开始，k 空间轨迹在 G_y 梯度开启间隔沿 k_y 向上移动，然后右转，当信号被读出时，沿 k_x 方向移动。此时信号方程为

$$s(t) = \iint\limits_{x\ y} m(x,y) e^{-i\gamma(G_x xt + G_y y t_y)} \,\mathrm{d}x\mathrm{d}y$$

对每次测量而言，$G_y t_y$ 保持不变而 t 是一个变量，信号方程为

$$s(t) = \iint\limits_{x\,y} m(x,y) e^{-2\pi i(\frac{\gamma}{2\pi}G_x t)x} e^{-2\pi i(\frac{\gamma}{2\pi}G_y t_y)y} \mathrm{d}x\mathrm{d}y$$

$$= \hat{M}\left(\frac{\gamma}{2\pi}G_x t, \frac{\gamma}{2\pi}G_y t_y\right)$$

每读出信号时，就得到 $m(x,y)$ 的傅里叶变换 $\hat{M}(k_x,k_y)$ 在右半平面的一条水平线 $\hat{M}\left(\frac{\gamma}{2\pi}G_x t, \frac{\gamma}{2\pi}G_y t_y\right)$，改变 y 的梯度值，即可得到 $\hat{M}(k_x,k_y)$ 在右半平面的取值，进而作傅里叶逆变换，即可得到 $m(x,y)$。

为了获得 k 空间中的整条水平线，对图 2-5 的序列进行修改，如图 2-6 示。相应地调整数据采集的时间，以记录 k 空间中全长水平遍历期间的情况，G_y 的变化导致 k 空间出现不同的线。

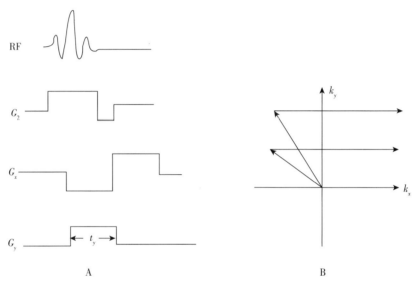

图 2-6 改进后的傅里叶变换序列

A. 时序图；B. k 空间轨迹

在读出信号之前，给 x 方向施加一个负梯度，k 空间的轨迹从原点出发，向左上方移动，然后沿水平方向向右移动。这时让 t_y 固定并改变 G_y 的幅值，随着 G_y 的改变，检索到一系列 $k_y = \frac{\gamma}{2\pi}G_y t_y$ 位置，此时

$$s(t) = \hat{M}\left(\frac{\gamma}{2\pi}G_x t, \frac{\gamma}{2\pi}G_y t_y\right) \tag{2.2.13}$$

我们可以收集足够的测量信号来填充二维傅里叶变换空间，并简单地执行二维傅里叶逆变换来重建 $m(x,y)$。

由于三个梯度所起的特定作用，G_y 梯度通常被称为相位编码梯度，而在数据采集期间开启的 G_x 梯度被称为读出梯度，第三个梯度 G_z 被称为层面选择梯度。

总结二维傅里叶域重建方法

（1）通过改变每次测量的 G_y 梯度值，在不同的 k_y 位置记录 N 条 k 空间水平线。

（2）通过对已存在于 k 空间傅里叶变换数据进行二维傅里叶逆变换来重构 $m(x,y)$。

通常 $m(x,y)$ 表示理想的磁化向量分布，那么我们可以把实际图像重建为

$$I(x,y) = m(x,y)e^{-i\varphi(x,y)}$$

其中 $\varphi(x,y)$ 表示图像的相位变化。显示的所有 MR 图像都基于重建图像的幅值。在理想情况下，$I(x,y) = m(x,y)$ 是实值函数，这时幅值显示是不必要的。在实际中，由于各种原因，$I(x,y)$ 是复值函数，此时显示的图像是其幅值 $m(x,y)$。

三、二维傅里叶变换成像中的采样要求

适当的图像形成取决于 k 空间的适当覆盖。到目前为止分析的是针对连续的时间信号，但在实际中，基带信号在 k 空间上需要离散采样，由模拟信号转换为数字信号。信号 $s(t)$ 在 k 空间上的采样间隔分别为 Δ_{k_x} 和 Δ_{k_y}，而采样的最高空间频率分别为 $k_{x\max}$ 和 $k_{y\max}$（图 2-7）。

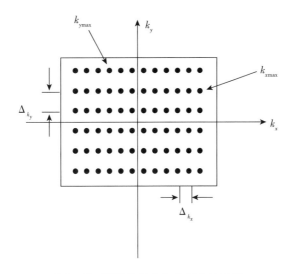

图 2-7　测量信号在 k 空间上的采样

设有一元函数 $f(x)$，其一维傅里叶变换为 $F(k_x)$，$F(k_x)$ 的理想抽样信号为 $\hat{F}(k_x)$，即

$$\hat{F}(k_x) = F(k_x) \sum_{n=-\infty}^{+\infty} \delta(k_x - n\Delta_{k_x})$$

对该抽样信号进行傅里叶逆变换，记 $\hat{f}(x) = F^{-1}(\hat{F}(k_x))$，则

$$\hat{f}(x) = F^{-1}(\hat{F}(k_x)) = F^{-1}(F(k_x) \sum_{n=-\infty}^{+\infty} \delta(k_x - n\Delta_{k_x}))$$

$$= F^{-1}(F(k_x)) * F^{-1}(\sum_{n=-\infty}^{+\infty} \delta(k_x - n\Delta_{k_x})) = f(x) * F^{-1}(\sum_{n=-\infty}^{+\infty} \delta(k_x - n\Delta_{k_x}))$$

由于 $\sum_{n=-\infty}^{+\infty} \delta(k_x - n\Delta_{k_x})$ 是以 Δ_{k_x} 为周期的周期函数，其傅里叶级数为

$$\sum_{n=-\infty}^{\infty} \delta(k_x - n\Delta_{k_x}) = \sum_{k=-\infty}^{\infty} A_k e^{\frac{2\pi ki}{\Delta_{k_x}}k_x}$$

其中 $A_k = \frac{1}{\Delta_{k_x}} \int_{-\frac{\Delta_{k_x}}{2}}^{\frac{\Delta_{k_x}}{2}} [\sum_{n=-\infty}^{+\infty} \delta(k_x - n\Delta_{k_x})] e^{-\frac{2\pi ki}{\Delta_{k_x}}k_x} \mathrm{d}k_x$ 。

在 $\left(-\frac{\Delta_{k_x}}{2}, \frac{\Delta_{k_x}}{2}\right)$ 内，当 $n \neq 0$ 时，$\delta(k_x - n\Delta_{k_x}) = 0$，从而有

$$A_k = \int_{-\frac{\Delta_{k_x}}{2}}^{\frac{\Delta_{k_x}}{2}} \frac{1}{\Delta_{k_x}} \delta(k_x) e^{-\frac{2\pi ki}{\Delta_{k_x}}k_x} \mathrm{d}k_x = \frac{1}{\Delta_{k_x}},$$

$$\sum_{n=-\infty}^{\infty} \delta(k_x - n\Delta_{k_x}) = \sum_{k=-\infty}^{\infty} \frac{1}{\Delta_{k_x}} e^{\frac{2\pi ki}{\Delta_{k_x}}k_x}$$

$$F^{-1}(\sum_{n=-\infty}^{+\infty} \delta(k_x - n\Delta_{k_x})) = \frac{1}{\Delta_{k_x}} \sum_{k=-\infty}^{+\infty} F^{-1}(e^{-2\pi i(-\frac{k}{\Delta_{k_x}})k_x}) = \frac{1}{\Delta_{k_x}} \sum_{k=-\infty}^{+\infty} \delta\left(x + \frac{k}{\Delta_{k_x}}\right)$$

于是有

$$\hat{f}(x) = f(x) * \frac{1}{\Delta_{k_x}} \sum_{k=-\infty}^{+\infty} \delta\left(x + \frac{k}{\Delta_{k_x}}\right)$$

$$= \int_{-\infty}^{+\infty} f(\tau) \frac{1}{\Delta_{k_x}} \sum_{k=-\infty}^{+\infty} \delta\left(x - \tau + \frac{k}{\Delta_{k_x}}\right) \mathrm{d}\tau$$

$$= \frac{1}{\Delta_{k_x}} \sum_{k=-\infty}^{+\infty} \int_{-\infty}^{+\infty} f(\tau) \delta\left(x - \tau + \frac{k}{\Delta_{k_x}}\right) \mathrm{d}\tau = \frac{1}{\Delta_{k_x}} \sum_{k=-\infty}^{+\infty} f\left(x + \frac{k}{\Delta_{k_x}}\right) \tag{2.2.14}$$

在频率域对信号采样，傅里叶逆变换后，得到一个周期信号，其周期为频率域采样间隔的倒数。一般的信号都是频带有限信号，设其带宽为 $2w_{k_x}$，令函数 $h(x)$ 为

$$h(x) = \begin{cases} 1 & |x| \leqslant \frac{1}{2} \\ 0 & \text{其他} \end{cases}$$

那么信号在频率域的采样可表示为

$$\hat{F}_w(F(k_x) \cdot \sum_{n=-\infty}^{\infty} \delta(k_x - n\Delta_{k_x})) \cdot h\left(\frac{k_x}{w_{k_x}}\right) \tag{2.2.15}$$

而

$$F^{-1}\left(h\left(\frac{k_x}{w_{k_x}}\right)\right) = \int_{-\infty}^{\infty} h\left(\frac{k_x}{w_{k_x}}\right) e^{2\pi i k_x x} dk_x = \int_{-\frac{w_{k_x}}{2}}^{\frac{w_{k_x}}{2}} e^{2\pi i k_x x} dk_x$$

$$= \frac{1}{2\pi i x} e^{2\pi i k_x x} \bigg|_{-\frac{w_{k_x}}{2}}^{\frac{w_{k_x}}{2}} = \frac{1}{\pi x} \cdot \frac{1}{2i}\left(e^{\pi i x w_{k_x}} - e^{-\pi i x w_{k_x}}\right) = \frac{1}{\pi x}\sin\left(\pi x w_{k_x}\right)$$

$$= w_{k_x} \frac{\sin\left(\pi x w_{k_x}\right)}{\pi x w_{k_x}} = w_{k_x}\,\mathrm{sinc}\left(w_{k_x} x\right)$$

其中 $\mathrm{sinc}(w_{k_x} x) = \dfrac{\sin\left(\pi w_{k_x} x\right)}{\pi w_{k_x} x}$

对 （2.2.15）式两端做傅里叶逆变换，记 $\hat{f}_w(x) = F^{-1}\left(\hat{F}_w(k_x)\right)$，得

$$\hat{f}_w(x) = f(x) * \left(\frac{1}{\Delta_{k_x}} \sum_{n=-\infty}^{\infty} \delta\left(x - \frac{n}{\Delta_{k_x}}\right)\right) * w_{k_x}\,\mathrm{sinc}\left(w_{k_x} x\right)$$

对于图像 $m(x,y)$，其傅里叶变换为 $\hat{M}(k_x, k_y)$ 在 k 空间的采样为 $\hat{M}_s(k_x, k_y)$，即

$$\hat{M}_s(k_x, k_y) = \hat{M}(k_x, k_y) \cdot \sum_{n=-\infty}^{\infty} \sum_{m=-\infty}^{\infty} \delta(k_x - n\Delta_{k_x}, k_y - m\Delta_{k_y}) \cdot h\left(\frac{k_x}{w_{k_x}}, \frac{k_y}{w_{k_y}}\right) \quad (2.2.16)$$

其中

$$h\left(\frac{k_x}{w_{k_x}}, \frac{k_y}{w_{k_y}}\right) = \begin{cases} 1 & \left|\dfrac{k_x}{w_{k_x}}\right| \leqslant \dfrac{1}{2}, \left|\dfrac{k_y}{w_{k_y}}\right| \leqslant \dfrac{1}{2} \\ 0 & 其他 \end{cases}$$

对 （2.2.16）两边作傅里叶逆变换，得

$$\hat{m}(x,y) = m(x,y) * * \left(\frac{1}{\Delta_{k_x}\Delta_{k_y}} \sum_{n=-\infty}^{\infty} \sum_{m=-\infty}^{\infty} \delta\left(x + \frac{n}{\Delta_{k_x}}, y + \frac{m}{\Delta_{k_y}}\right)\right) * * w_{k_x} w_{k_y}\,\mathrm{sinc}\left(w_{k_x} x\right)\,\mathrm{sinc}\left(w_{k_y} y\right)$$

其中

$$w_{k_x} = 2\left(k_{x\max} + \frac{\Delta_{k_x}}{2}\right), w_{k_y} = 2\left(k_{y\max} + \frac{\Delta_{k_y}}{2}\right)$$

是 k 空间中每个方向上的带宽。注意上式中额外多出的 $\dfrac{\Delta_{k_x}}{2}\left(\dfrac{\Delta_{k_y}}{2}\right)$，使得带宽 $w_{k_x}(w_{k_y})$ 分别等于采样间隔 $\Delta_{k_x}(\Delta_{k_y})$ 与采样数的乘积。

（一）视域（field of view）

假设在频率域上采样不受带宽限制，在无限区域上采样，此时频域上的采样函数为

$$\hat{M}_s(k_x, k_y) = \hat{M}(k_x, k_y) \cdot \sum_{n=-\infty}^{\infty} \sum_{m=-\infty}^{\infty} \delta(k_x - n\Delta_{k_x}, k_y - m\Delta_{k_y})$$

对上式作傅里叶反变换后，得

$$\hat{m}(x,y) = m(x,y) ** \left(\frac{1}{\Delta_{k_x}\Delta_{k_y}} \sum_{n=-\infty}^{\infty} \sum_{m=-\infty}^{\infty} \delta\left(x+\frac{n}{\Delta_{k_x}},y+\frac{m}{\Delta_{k_y}}\right)\right)$$

$$= \frac{1}{\Delta_{k_x}\Delta_{k_y}} \int_{-\infty}^{\infty} \int_{-\infty}^{\infty} m(\xi,\eta) \sum_{n=-\infty}^{\infty} \sum_{m=-\infty}^{\infty} \delta\left(x+\frac{n}{\Delta_{k_x}}-\xi,y+\frac{m}{\Delta_{k_y}}-\eta\right)\mathrm{d}\xi\mathrm{d}\eta$$

$$= \frac{1}{\Delta_{k_x}\Delta_{k_y}} \sum_{n=-\infty}^{\infty} \sum_{m=-\infty}^{\infty} m\left(x+\frac{n}{\Delta_{k_x}},y+\frac{m}{\Delta_{k_y}}\right) \qquad (2.2.17)$$

重建后的图像见图 2-8，$\hat{m}(x,y)$ 是 $m(x,y)$ 在 x 方向以间隔 $\frac{1}{\Delta_{k_x}}$，在 y 方向以间隔

$\frac{1}{\Delta_{k_y}}$ 左右上下平移的周期图像，为了使得重建后的图像不发生混频现象，须有

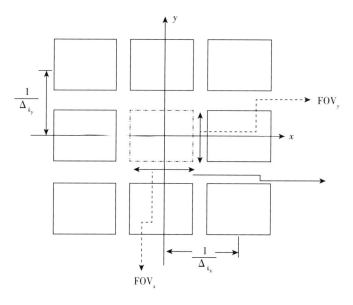

图 2-8 重建后的周期图像 $\hat{m}(x,y)$

$$FOV_x \leqslant \frac{1}{\Delta_{k_x}}, FOV_y \leqslant \frac{1}{\Delta_{k_y}}$$

为了得到最大的视域，取

$$FOV_x = \frac{1}{\Delta_{k_x}}, FOV_y = \frac{1}{\Delta_{k_y}}$$

由于 $s(t) = \hat{M}\left(\frac{\gamma}{2\pi}\int_0^t G_x(\tau)\mathrm{d}\tau, \frac{\gamma}{2\pi}\int_0^t G_y(\tau)\mathrm{d}\tau\right)$，即信号在 k 空间的位置是两个方向上梯度波形面积的函数，从而 k 空间上两个方向的采样间隔 Δ_{k_x} 和 Δ_{k_y} 与两个方向上的梯度有关，即两个方向上的视域大小也与这两个梯度有关，借助于图 2-9，给出它们之间的数学关系。

由图 2 - 9 可知，$\Delta_{k_x} = \dfrac{\gamma}{2\pi} G_{xr} \Delta t$，$\Delta_{k_y} = \dfrac{\gamma}{2\pi} G_{yi} \tau_y$，从而有

$$FOV_x = \frac{1}{\Delta_{k_x}} = \frac{1}{\dfrac{\gamma}{2\pi} G_{xr} \Delta t}, FOV_y = \frac{1}{\Delta_{k_y}} = \frac{1}{\dfrac{\gamma}{2\pi} G_{yi} \tau_y}$$

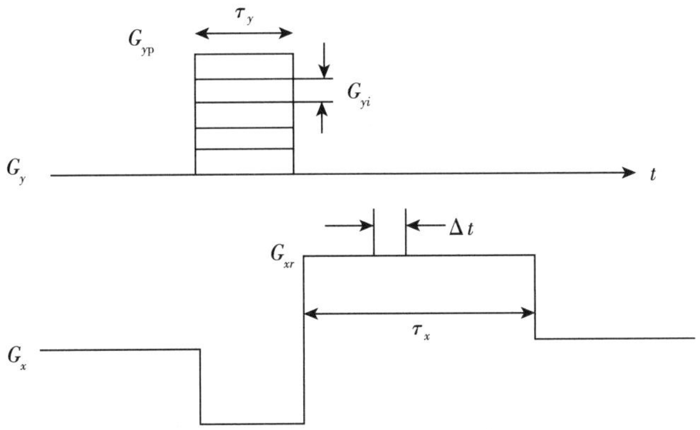

图 2 - 9　相位编码和频率编码的时间和幅度参数

相邻相位编码梯度的增量为 G_{yi}；相位编码梯度最大值为 G_{yp}；相位编码梯度持续时间为 τ_y；
信号读出梯度幅值为 G_{xr}；读出信号采样间隔为 Δt；整个信号读出时间为 τ_x

（二）空间分辨率

如图 2 - 7 所示，k 空间上采样区间是有限的，在频率编码方向和相位编码方向分别延伸了距离 $(2k_{xmax} + \Delta_{k_x})$ 和 $(2k_{ymax} + \Delta_{k_y})$，此时重建的周期图像不是（2.2.17）中的 $\hat{m}(x, y)$，而是对（2.2.16）两边做傅里叶逆变换得到的 $\hat{m}(x, y)$，即

$$\frac{1}{\Delta_{k_x}} \frac{1}{\Delta_{k_y}} \sum_{n=-\infty}^{+\infty} \sum_{m=-\infty}^{+\infty} m(x + \frac{n}{\Delta_{k_x}}, y + \frac{m}{\Delta_{k_y}}) ** w_{k_x} w_{k_y} \mathrm{sinc}(w_{k_x} x) \mathrm{sinc}(w_{k_y} y)$$

这种二维 sinc 模糊函数限制了分辨图像详细结构的能力。给定视域 FOV 和采样点数量，可如下定义重建图像在 x 方向的空间分辨率 δ_x 及在 y 方向上的空间分辨率 δ_y

$$\delta_x = \frac{FOV_x}{N_{read}} = \frac{1}{\Delta_{k_x} N_{read}} = \frac{1}{W_{k_y}}$$

$$\delta_y = \frac{FOV_y}{N_{pe}} = \frac{1}{\Delta_{k_y} N_{pe}} = \frac{1}{W_{k_y}}$$

其中 N_{read} 是信号读出方向上的样本数量，N_{pe} 是相位编码方向上的样本数量。虽然 FOV 取决于 k 空间的采样周期，但空间分辨率取决于 k 空间覆盖的宽度。

从图 2 - 9 可以看出，假设 $\tau_y = \dfrac{1}{2} \tau_x$，读出梯度波形的面积，也是读出方向的最大频率

$$k_{x\max} = \frac{\gamma}{2\pi}\left(\int_0^{\tau_y}(-G_{xr})d\tau + \int_{\tau_y}^{\tau_y+\tau_x}G_{xr}d\tau\right) = \frac{\gamma}{2\pi}G_{xr}\frac{\tau_x}{2}$$

相位编码梯度模型的面积，也是相位编码方向的最大频率

$$k_{y\max} = \frac{\gamma}{2\pi}\int_0^{\tau_y}G_{yp}d\tau = \frac{\gamma}{2\pi}G_{yp}\tau_y$$

那么空间分辨率可表示为

$$\delta_x = \frac{1}{W_{k_x}} = \frac{1}{2k_{x\max} + \Delta_{k_x}} = \frac{1}{2\cdot\frac{\gamma}{2\pi}G_{xr}\frac{\tau_x}{2} + \frac{\gamma}{2\pi}G_{xr}\Delta t} = \frac{1}{\frac{\gamma}{2\pi}G_{xr}(\tau_x + \Delta t)}$$

$$\delta_y = \frac{1}{W_{k_y}} = \frac{1}{2k_{y\max} + \Delta_{k_y}} = \frac{1}{2\cdot\frac{\gamma}{2\pi}G_{yp}\tau_y + \frac{\gamma}{2\pi}G_{yi}\tau_y} = \frac{1}{\frac{\gamma}{2\pi}(2G_{yp} + G_{yi})\tau_y}$$

由于分母中有两项，这让空间分辨率的计算有些麻烦，当 N 很小时，上述表示式最有用。然而在大多数情况下，N 较大（N > 100），此时 $W_{k_x} \approx 2k_{x\max}$，$W_{k_y} \approx 2k_{y\max}$，于是空间分辨率可简化为

$$\delta_x = \frac{1}{W_{k_x}} \approx \frac{1}{2k_{x\max}} = \frac{1}{\frac{\gamma}{2\pi}G_{xr}\tau_x}$$

$$\delta_y = \frac{1}{W_{k_y}} \approx \frac{1}{2k_{y\max}} = \frac{1}{\frac{\gamma}{2\pi}2G_{yp}\tau_y}$$

例：给定所需的 $FOV_x = FOV_y = 25.6cm$ 和所需的分辨率 $\delta_x = \delta_y = 0.1cm$，我们可以计算序列参数的值。得到的 k 空间数据矩阵将由 256×256 个点组成。

由 $FOV_x = 25.6cm$，得

$$G_{xr}\Delta t = \frac{1}{FOV_x}\cdot\frac{2\pi}{\gamma} = 9.175 \times 10^{-6}$$

如果 $G_{xr} = 0.3G/cm$，那么 $\Delta t = 30.58$（μs）。

由 $\delta_x = 0.1cm$，得 $G_{xr}\tau_x = 2.349 \times 10^{-3}$，从而得 $\tau_x = 7.83$（ms）。

由 $FOV_y = 25.6cm$，得 $G_{yi}\tau_y = 9.175 \times 10^{-6}$。

如果 $\tau_x = 4ms$，那么 $G_{yi} = 2.3mG/cm$。

由 $\delta_y = 0.1cm$，得 $G_{yp}\tau_y = 1.174 \times 10^{-3}$，从而得 $G_{yp} = 0.29G/cm$。

（三）傅里叶图像重建

给定二维傅里叶变换成像序列，用有限样本值阵列 $\hat{M}_s(k_x, k_y)$ 的二维傅里叶逆变换来重建图像。所选数据样本的二维离散信号表示为 $\hat{M}_s(u, v) = \hat{M}_s(u\Delta_{k_x}, v\Delta_{k_y})$，其中

$$u \in \left[-\frac{N_{read}}{2} + 1, \frac{N_{read}}{2} \right], \quad v \in \left[-\frac{N_{pe}}{2} + 1, \frac{N_{pe}}{2} \right]$$

为方便起见，我们假设样本阵列包含 k 空间原点，通过取 $\hat{M}_s(u,v)$ 的二维傅里叶逆变换得到重建图像 $I(a,b)$

$$I(a,b) = \sum_{u=-\frac{N_{read}}{2}+1}^{\frac{N_{read}}{2}} \sum_{v=-\frac{N_{pe}}{2}+1}^{\frac{N_{pe}}{2}} \hat{M}_s(u,v) e^{i\frac{2\pi}{N_{read}}au} \cdot e^{i\frac{2\pi}{N_{pe}}bv}$$

其中 $a \in \left[-\frac{N_{read}}{2} + 1, \frac{N_{read}}{2} \right], b \in \left[-\frac{N_{pe}}{2} + 1, \frac{N_{pe}}{2} \right]$。

第三章　射频脉冲激励原理

在第二章着重讨论了接收信号的傅里叶变换特性，明确了在信号检测前，磁化向量以某种方式被激励，旋转并远离 z 轴，以产生一些横向分量。本章将研究成像序列中的激励部分的机制。激励的一般方法是在横向方向上施加射频脉冲，在最基本的情况下，这个射频脉冲只有在 B_0 存在的情况下打开，身体中的所有自旋核吸收脉冲能量而被激发，这种类型的激励被称为非选择性激励。一般情况下，层面选择梯度场与射频脉冲一起开启，仅在人体的感兴趣区域（通常是平面）激发自旋核，这种激发被称为选择性激励。

假设患者处于外磁场 B_0 中，外磁场与 z 轴方向相同，如果发射一个射频脉冲，并得到一个自由感知衰减信号，并不能知道这个信号在患者体内确切的位置。从患者体内所收到的信号包含全身被检查的信息，不能确定每个信号成分的具体起源位置，因此使用三个梯度场进行信号定位。为了获得各个方向的空间信息，需要在 x，y 和 z 每个方向上都施加一个梯度场，根据它们的功能，这些梯度被称为层面选择梯度、读出或频率编码梯度和相位编码梯度。

梯度场是一个随空间位置改变而变化的磁场，通常以线性方式变化，从而造成磁场的暂时性不均匀，进而获得信号的位置信息。向患者发射一个单一频率的射频脉冲，将会接收到来自于患者体内以该频率进动的相应磁场水平位置的自旋核的信号，但是该位置将会是一个无限薄的平面，我们需要做的就是发射具有一定频率范围的射频脉冲，即具有一定带宽的射频脉冲。无论是高斯函数还是 sinc 函数，它们都是有限带宽函数，以它们为射频脉冲，体内自旋核的进动频率如果在这些脉冲的频带范围内，这些自旋核将会收到激励而共振。由于在 z 方向施加了梯度场，进动频率在脉冲频带范围内的自旋核将位于 z 方向一定位置范围内，也就是在一定厚度的薄层内。当脉冲开启时，这些薄层内的自旋核接收脉冲能量而共振，薄层外的质子则不受影响，这就是选择性激励。

平面的选择性激励很重要，因为它将成像难度降为易于处理的二维成像。下面先从非选择性激励入手，然后再来讨论选择性激励。

第一节　一般射频脉冲激励原理

一、脉冲的一般表述

为了对磁化向量进行激励，在横向平面上施加射频脉冲，在施加射频脉冲后，磁化向量仍满足 Bloch 方程。在 x 方向施加射频脉冲 $B_1(t) = 2B_1(t)\cos\omega ti$，此射频脉冲可分解为

$$B_1(t) = B_1(t)(\cos\omega ti - \sin\omega tj) + B_1(t)(\cos\omega ti + \sin\omega tj)$$

对 $B_1(t)$ 做了这样的分解后，其中第一部分是做顺时针旋转的磁场，第二部分是做逆时针旋转的磁场，由于第二部分逆时针旋转的磁场对自旋核的作用非常小，可以忽略不计，因此在横向平面上施加的射频脉冲为

$$B_1(t) = B_1(t)(\cos\omega ti - \sin\omega tj) \tag{3.1.1}$$

暂不考虑弛豫项的影响，在主磁场 $B_0 k$ 和射频磁场 $B_1(t)$ 的作用下，总磁场为

$$B = B(t)(\cos\omega ti + \sin\omega tj) + B_0 k$$

磁化向量 $M(t)$ 满足 Bloch 方程

$$\frac{\mathrm{d}M}{\mathrm{d}t} = M \times \gamma[B_1(t)(\cos\omega ti - \sin\omega tj) + B_0 k] \tag{3.1.2}$$

令 $\omega_0 = \gamma B_0$，$\omega_1(t) = \gamma B_1(t)$，上述方程可以表示为矩阵的形式

$$\frac{\mathrm{d}M}{\mathrm{d}t} = \begin{pmatrix} 0 & \omega_0 & \omega_1(t)\sin\omega t \\ -\omega_0 & 0 & \omega_1(t)\cos\omega t \\ -\omega_1(t)\sin\omega t & -\omega_1(t)\cos\omega t & 0 \end{pmatrix} \begin{pmatrix} M_x \\ M_y \\ M_z \end{pmatrix}$$

二、旋转坐标系下的 Bloch 方程

设有坐标系 $oxyz$，将此坐标系绕 z 轴以射频脉冲的频率 ω 旋转得到坐标系 $ox'y'z$，将该坐标系称为旋转坐标系。在实验室坐标系和旋转坐标系中（见图 3-1），磁化向量和磁场分别表示为

$$M = \begin{pmatrix} M_x \\ M_y \\ M_z \end{pmatrix}, \quad B = \begin{pmatrix} B_x \\ B_y \\ B_z \end{pmatrix}, \quad M_{rot} = \begin{pmatrix} M_{x'} \\ M_{y'} \\ M_z \end{pmatrix}, \quad B_{rot} = \begin{pmatrix} B_{x'} \\ B_{y'} \\ B_z \end{pmatrix}$$

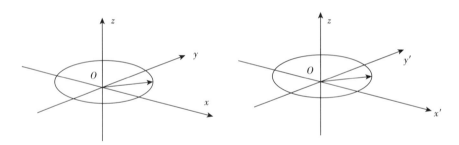

图 3 – 1　实验室坐标系和旋转坐标系

由坐标的旋转变换知

$$\begin{pmatrix} M_{x'} \\ M_{y'} \end{pmatrix} = \begin{pmatrix} \cos\omega t & -\sin\omega t \\ \sin\omega t & \cos\omega t \end{pmatrix}\begin{pmatrix} M_x \\ M_y \end{pmatrix}, \quad \begin{pmatrix} B_{x'} \\ B_{y'} \end{pmatrix} = \begin{pmatrix} \cos\omega t & -\sin\omega t \\ \sin\omega t & \cos\omega t \end{pmatrix}\begin{pmatrix} B_x \\ B_y \end{pmatrix}$$

从而有

$$\begin{pmatrix} M_x \\ M_y \\ M_z \end{pmatrix} = \begin{pmatrix} \cos\omega t & \sin\omega t & 0 \\ -\sin\omega t & \cos\omega t & 0 \\ 0 & 0 & 1 \end{pmatrix}\begin{pmatrix} M_{x'} \\ M_{y'} \\ M_z \end{pmatrix} \tag{3.1.3}$$

$$\begin{pmatrix} B_x \\ B_y \\ B_z \end{pmatrix} = \begin{pmatrix} \cos\omega t & \sin\omega t & 0 \\ -\sin\omega t & \cos\omega t & 0 \\ 0 & 0 & 1 \end{pmatrix}\begin{pmatrix} B_{x'} \\ B_{y'} \\ B_z \end{pmatrix} \tag{3.1.4}$$

记 $M_r(t) = M_{x'}(t) + iM_{y'}(t)$，$M(t) = M_x(t) + iM_y(t)$，那么 $M(t) = M_r(t)e^{-i\omega t}$。

设坐标系 $oxyz$ 的三个坐标轴上的单位向量分别为 i，j，k，坐标系 $ox'y'z$ 的三个坐标轴上的单位向量为 i'，j'，k，那么有

$$\begin{pmatrix} i' \\ j' \end{pmatrix} = \begin{pmatrix} \cos\omega t & -\sin\omega t \\ \sin\omega t & \cos\omega t \end{pmatrix}\begin{pmatrix} i \\ j \end{pmatrix}$$

$$M = M_x i + M_y j + M_z k = \begin{pmatrix} M_x \\ M_y \\ M_z \end{pmatrix} \times . \begin{pmatrix} i \\ j \\ k \end{pmatrix} = \begin{pmatrix} M_{x'} \\ M_{y'} \\ M_z \end{pmatrix} \times . \begin{pmatrix} i' \\ j' \\ k \end{pmatrix} = M_{rot}$$

$$B = B_x i + B_y j + B_z k = \begin{pmatrix} B_x \\ B_y \\ B_z \end{pmatrix} \times . \begin{pmatrix} i \\ j \\ k \end{pmatrix} = \begin{pmatrix} B_{x'} \\ B_{y'} \\ B_z \end{pmatrix} \times . \begin{pmatrix} i' \\ j' \\ k \end{pmatrix} = B_{rot}$$

记 $n' = \begin{pmatrix} i' \\ j' \\ k \end{pmatrix}$，那么 $M = M_{rot} \times . n'$，$\dfrac{\mathrm{d}n'}{\mathrm{d}t} = \begin{pmatrix} \mathrm{d}i'/\mathrm{d}t \\ \mathrm{d}j'/\mathrm{d}t \\ \mathrm{d}k/\mathrm{d}t \end{pmatrix}$，$\dfrac{\mathrm{d}M}{\mathrm{d}t} = \dfrac{\mathrm{d}M_{rot}}{\mathrm{d}t} \times . n' + M_{rot} \times . \dfrac{\mathrm{d}n'}{\mathrm{d}t}$

如图 3 - 2 所示，设旋转坐标系绕 ω 轴旋转

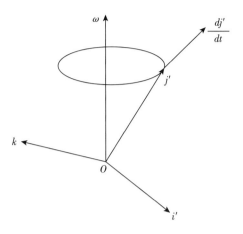

图 3 - 2 坐标系 $oi'j'k$ 绕 ω 旋转

$$\frac{\mathrm{d}j'}{\mathrm{d}t} = \omega \times j' = -j' \times \omega$$

$$\frac{\mathrm{d}i'}{\mathrm{d}t} = \omega \times i' = -i' \times \omega$$

$$\frac{\mathrm{d}k}{\mathrm{d}t} = \omega \times k = -k \times \omega$$

于是有

$$\frac{\mathrm{d}n'}{\mathrm{d}t} = \begin{pmatrix} \mathrm{d}i'/\mathrm{d}t \\ \mathrm{d}j'/\mathrm{d}t \\ \mathrm{d}k/\mathrm{d}t \end{pmatrix} = \begin{pmatrix} -i' \times \omega \\ -j' \times \omega \\ -k \times \omega \end{pmatrix} = -n' \times \omega$$

$$\frac{\mathrm{d}M}{\mathrm{d}t} = \frac{\mathrm{d}M_{rot}}{\mathrm{d}t} \times . n' + M_{rot} \times . (-n' \times \omega)$$

由 Bloch 方程得

$$\frac{\mathrm{d}M_{rot}}{\mathrm{d}t} \times . n' = \frac{\mathrm{d}M}{\mathrm{d}t} - M_{rot} \times . (-n' \times \omega) = M \times \gamma B + M_{rot} \times . (n' \times \omega)$$

$$= (M_{rot} \times . n') \times \gamma B + M_{rot} \times . (n' \times \omega) = (M_{rot} \times . n') \times (\gamma B + \omega)$$

设 $\omega = \begin{pmatrix} \omega_{x'} \\ \omega_{y'} \\ \omega_{z} \end{pmatrix} \times . \begin{pmatrix} i' \\ j' \\ k \end{pmatrix} = \omega_{rot} \times . n'$，于是有

$$\frac{\mathrm{d}M_{rot}}{\mathrm{d}t} \times . n' = (M_{rot} \times . n') \times (\gamma B_{rot} \times . n' + \omega_{rot} \times . n') = (M_{rot} \times (\gamma B_{rot} + \omega_{rot})) \times . n'$$

从而有

$$\frac{\mathrm{d}M_{rot}}{\mathrm{d}t} = M_{rot} \times \gamma \left(B_{rot} + \frac{1}{\gamma} \omega_{rot} \right)$$

记 $B_{eff} = B_{rot} + \dfrac{1}{\gamma} \omega_{rot}$，则有旋转坐标系下的 Bloch 方程

$$\frac{\mathrm{d}M_{rot}}{\mathrm{d}t} = M_{rot} \times \gamma B_{eff} \qquad (3.1.5)$$

旋转坐标系中的 Bloch 方程和实验坐标系的 Bloch 方程具有相同的形式，反映了磁化向量 M_{rot} 在有效磁场 B_{eff} 的作用下，绕磁场 B_{eff} 以频率 $\gamma |B_{eff}|$ 进动。具体地我们选择旋转坐标系顺时针绕 z 轴旋转，此时 $\omega_{rot} = -\omega k$，于是有

$$B_{rot} = \begin{pmatrix} B_x \cos\omega t - B_y \sin\omega t \\ B_x \sin\omega t + B_y \cos\omega t \\ B_z \end{pmatrix}, \quad B_{eff} = \begin{pmatrix} B_{x'} \\ B_{y'} \\ B_z - \dfrac{\omega}{\gamma} \end{pmatrix}$$

在激励状态下 $B = B_1(t)(\cos\omega t i - \sin\omega t j) + B_0 k$，那么

$$B_{rot} = \begin{pmatrix} \cos\omega t & -\sin\omega t & 0 \\ \sin\omega t & \cos\omega t & 0 \\ 0 & 0 & 1 \end{pmatrix} \begin{pmatrix} B_x \\ B_y \\ B_z \end{pmatrix} = \begin{pmatrix} \cos\omega t & -\sin\omega t & 0 \\ \sin\omega t & \cos\omega t & 0 \\ 0 & 0 & 1 \end{pmatrix} \begin{pmatrix} B_1(t)\cos\omega t \\ -B_1(t)\sin\omega t \\ B_0 \end{pmatrix} = \begin{pmatrix} B_1(t) \\ 0 \\ B_0 \end{pmatrix}$$

$$B_{eff} = \begin{pmatrix} B_1(t) \\ 0 \\ B_0 - \dfrac{\omega}{\gamma} \end{pmatrix}$$

此时 Bloch 方程为

$$\frac{\mathrm{d}M_{rot}}{\mathrm{d}t} = M_{rot} \times \gamma B_{eff} = \begin{vmatrix} i' & j' & k \\ M_{x'} & M_{y'} & M_z \\ \gamma B_1(t) & 0 & \gamma\left(B_0 - \dfrac{\omega}{\gamma}\right) \end{vmatrix} = \begin{vmatrix} i' & j' & k \\ M_{x'} & M_{y'} & M_z \\ \omega_1(t) & 0 & \omega_0 - \omega \end{vmatrix}$$

$$= \begin{pmatrix} M_{y'}(\omega_0 - \omega) \\ -M_{x'}(\omega_0 - \omega) + M_z \omega_1(t) \\ -\omega_1(t) M_{y'} \end{pmatrix} = \begin{pmatrix} 0 & \omega_0 - \omega & 0 \\ -(\omega_0 - \omega) & 0 & \omega_1(t) \\ 0 & -\omega_1(t) & 0 \end{pmatrix} \begin{pmatrix} M_{x'} \\ M_{y'} \\ M_z \end{pmatrix}$$

即

$$\frac{\mathrm{d}M_{rot}}{\mathrm{d}t} = \begin{pmatrix} 0 & \omega_0 - \omega & 0 \\ -(\omega_0 - \omega) & 0 & \omega_1(t) \\ 0 & -\omega_1(t) & 0 \end{pmatrix} M_{rot} \qquad (3.1.6)$$

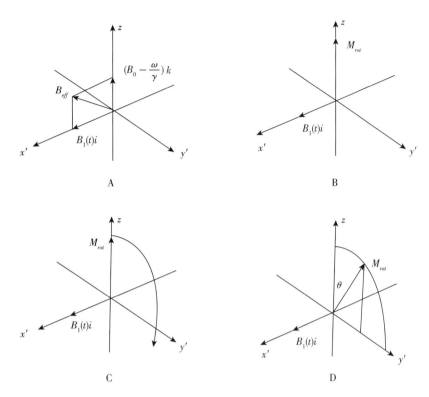

A

B

C

D

图 3－3　射频场激励示意图

A. B_{eff}射频场由 x' 方向的 $B_1(t)$ 和 z 方向的 $B_0-\dfrac{\omega}{\gamma}$ 构成；B. 如果 $\omega=\omega_0$，B_{eff}指向 x' 方向；

C. M_{rot} 在 $y'z$ 平面上绕 $B_{eff}=B_1(t)i$ 进动；D. M_{rot} 旋转顶锥角 θ

如果 $\omega=\omega_0$，即射频脉冲的频率和体内自旋核的自旋频率相同而产生共振，此时 $B_{eff}=B_1(t)i$，而 Bloch 方程变为

$$\frac{\mathrm{d}M_{rot}}{\mathrm{d}t}=\begin{pmatrix}0&0&0\\0&0&\omega_1(t)\\0&-\omega_1(t)&0\end{pmatrix}M_{rot}$$

若 $\omega_1(t)=\omega_1=\gamma B_1$ 是常数，$M_{rot}(0)=\begin{pmatrix}0&0&M_0\end{pmatrix}^T$，方程写成分量形式为

$$\frac{\mathrm{d}M_{x'}}{\mathrm{d}t}=0,\frac{\mathrm{d}M_{y'}}{\mathrm{d}t}=\omega_1 M_z,\frac{\mathrm{d}M_z}{\mathrm{d}t}=-\omega_1 M_{y'}$$

由初始条件知，$M_{x'}=0$，对后两个方程关于 t 求导，得两个二阶常系数线性齐次方程

$$\frac{\mathrm{d}^2 M_{y'}}{\mathrm{d}t^2}=\omega_1\frac{\mathrm{d}M_z}{\mathrm{d}t}=-\omega_1^2 M_{y'}$$

$$\frac{\mathrm{d}^2 M_z}{\mathrm{d}t^2}=\omega_1\frac{\mathrm{d}M_{y'}}{\mathrm{d}t}=-\omega_1^2 M_z$$

两个方程的通解为

$$M_{y'} = A\cos\omega_1 t + B\sin\omega_1 t$$

$$M_z = C\cos\omega_1 t + D\sin\omega_1 t$$

由初始条件知，$A=0$，$B=M_0$，$C=M_0$，$D=0$，于是方程的解为

$$M_{rot} = \begin{pmatrix} 0 \\ M_0\sin\omega_1 t \\ M_0\cos\omega_1 t \end{pmatrix} = \begin{pmatrix} 1 & 0 & 0 \\ 0 & \cos\omega_1 t & \sin\omega_1 t \\ 0 & -\sin\omega_1 t & \cos\omega_1 t \end{pmatrix} M_{rot}(0)$$

在旋转坐标系中，磁化向量 M_{rot} 在射频脉冲 $B_{eff}=B_1 i$ 的激励下，绕 x' 轴在 $y'z$ 平面里旋转（进动），旋转的角频率为 $\omega_1=\gamma B_1$，从激励开始经过时间 t，磁化向量 M_{rot} 离开 z 轴转过的角度（翻转角）为 $\omega_1 t$。

当 $\omega_1(t)$ 随时间变化时，Bloch 方程的三个分量为

$$\frac{\mathrm{d}M_{x'}}{\mathrm{d}t}=0, \frac{\mathrm{d}M_{y'}}{\mathrm{d}t}=\omega_1(t)M_z, \frac{\mathrm{d}M_z}{\mathrm{d}t}=-\omega_1(t)M_{y'} \tag{3.1.7}$$

此时由初始条件知 $M_{x'}=0$，对后两个方程关于 t 求导，得两个二阶变系数方程组

$$\frac{\mathrm{d}^2 M_{y'}}{\mathrm{d}t^2} + \omega_1^2(t)M_{y'} = \frac{\mathrm{d}\omega_1(t)}{\mathrm{d}t}M_z$$

$$\frac{\mathrm{d}^2 M_z}{\mathrm{d}t^2} + \omega_1^2(t)M_z = \frac{\mathrm{d}\omega_1(t)}{\mathrm{d}t}M_{y'}$$

目前用数学方法求解这两个方程还是比较困难的。

但此时磁化向量 M_{rot} 在射频脉冲 $B_{eff}=B_1(t)i$ 的激励下，绕 x' 轴在 $y'z$ 平面里进动，旋转的角频率为 $\omega_1(t)=\gamma B_1(t)$，从激励开始经过时间 t，磁化向量 M_{rot} 离开 z 轴转过的翻转角为 $\int_0^t \omega_1(s)\mathrm{d}s$，从（3.1.5）可以写出此时的 Bloch 方程的解为

$$M_{rot} = \begin{pmatrix} 0 \\ M_0\sin\int_0^t\omega_1(s)\mathrm{d}s \\ M_0\cos\int_0^t\omega_1(s)\mathrm{d}s \end{pmatrix} = \begin{pmatrix} 1 & 0 & 0 \\ 0 & \cos\int_0^t\omega_1(s)\mathrm{d}s & \sin\int_0^t\omega_1(s)\mathrm{d}s \\ 0 & -\sin\int_0^t\omega_1(s)\mathrm{d}s & \cos\int_0^t\omega_1(s)\mathrm{d}s \end{pmatrix} M_{rot}(0)$$

容易验证，M_{rot} 满足方程（3.1.7）。

激励脉冲有时也称为 90° 或 180° 脉冲，也就是在激励开始后，磁化向量绕 x' 轴的翻转角为 90° 或 180°。如为了使磁化向量反转到 $x'y'$ 平面，就必须施加一个 90° 激励脉冲，设激励脉冲的场强 $B_1=0.1G$，对 ^1H 来说 $\gamma=26751\,\mathrm{rad/sec/G}$，由 $\frac{\pi}{2}=\omega_1\tau=$

$\gamma B_1 \tau$ 可得 $\tau = \dfrac{\pi/2}{\gamma B_1} = 0.6\text{ms}$，即在此脉冲激励下，持续 0.6ms，可使磁化向量反转到横向平面。

第二节　有选择的激励脉冲

在静磁场 B_0 中，在横向平面 x' 方向施加射频脉冲磁场 B_1，B_1 激发了身体上的所有自旋核。但在成像实践中，我们更关心的是身体上可选择薄层上的自旋核激励，常用的方法是在 z 方向上施加一个静态的线性梯度 G_z，使 z 方向上不同位置自旋核的进动频率不同。如果 z 方向上某个层面上自旋核的进动频率与射频脉冲的频率相匹配，则该层面上的自旋核都被激励，而其他地方的自旋核则没有被激励，这就是有选择性的激励机制。

一、一般激励下的磁化向量

为了讨论方便，在施加梯度场后，仍暂不考虑弛豫作用的影响，此时 Bloch 方程可表示为

$$\frac{\mathrm{d}M_{rot}}{\mathrm{d}t} = M_{rot} \times \gamma B_{eff}$$

$$B_{eff} = B_1(t)i + \left(B_0 + G_z z - \frac{\omega}{\gamma}\right)k$$

表示为矩阵的形式，则有

$$\frac{\mathrm{d}M_{rot}}{\mathrm{d}t} = \begin{pmatrix} 0 & \omega_0 + \gamma G_z z - \omega & 0 \\ -(\omega_0 + \gamma G_z z - \omega) & 0 & \omega_1(t) \\ 0 & -\omega_1(t) & 0 \end{pmatrix} M_{rot} \qquad (3.2.1)$$

若 $\omega = \omega_0 = \gamma B_0$，方程可简化为

$$\frac{\mathrm{d}M_{rot}}{\mathrm{d}t} = \begin{pmatrix} 0 & \omega(z) & 0 \\ -\omega(z) & 0 & \omega_1(t) \\ 0 & -\omega_1(t) & 0 \end{pmatrix} M_{rot}, \omega(z) = \gamma G_z z \qquad (3.2.2)$$

图 3-4 说明了 Beff 随位置 z 的变化情况。

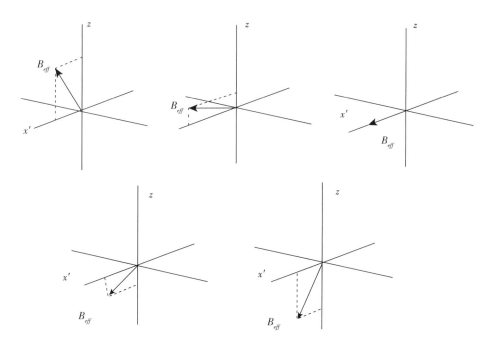

图 3 − 4　选择性激励 不同 z 位置上 B_{eff} 的变化情况

在施加选择性激励后，如何观察磁化向量 $M_{rot}(z)$ 变化情况，为此在如下假设条件下进行讨论。

（1）T_1 和 T_2 的作用可以忽略，因为射频脉冲持续的时间较短。

（2）在 z 方向施加线性梯度 G_z。

（3）射频脉冲 $B_1(t)$ 的频率 $\omega = \omega_0$。

二、小翻转角的近似情形

一般情况下，方程（3.2.2）是不容易求解的，但在下面的假定下，可以得到方程的近似简化的解法：①在 $t = 0$（平衡状态）$M_{rot}(0) = (0,0,M_0)^T$；②射频脉冲是比较弱的，导致偏离 z 轴的翻转角 $\theta < 30°$。

由于射频激励产生的翻转角较小，所以 $M_z \approx M_0$，从而 $\dfrac{\mathrm{d}M_z}{\mathrm{d}t} \approx 0$，方程（3.2.2）可简化为

$$\begin{pmatrix} \dfrac{\mathrm{d}M_{x'}}{\mathrm{d}t} \\[2mm] \dfrac{\mathrm{d}M_{y'}}{\mathrm{d}t} \\[2mm] \dfrac{\mathrm{d}M_z}{\mathrm{d}t} \end{pmatrix} = \begin{pmatrix} 0 & \omega(z) & 0 \\ -\omega(z) & 0 & \omega_1(t) \\ 0 & 0 & 0 \end{pmatrix} \begin{pmatrix} M_{x'} \\ M_{y'} \\ M_z \end{pmatrix} \tag{3.2.3}$$

令 $M_r(t) = M_{x'}(t) + iM_{y'}(t)$，那么有

$$\frac{dM_r(t)}{dt} = \frac{dM_{x'}(t)}{dt} + i\frac{dM_{y'}(t)}{dt} = \omega(z)M_{y'}(t) - i\omega(z)M_{x'}(t) + i\omega_1(t)M_0$$

$$= -i\omega(z)M_r(t) + i\omega_1(t)M_0 \tag{3.2.4}$$

这是一个一阶线性非齐次微分方程，设有积分因子 $\mu(t)$，那么

$$\frac{d[\mu(t)M_r(t)]}{dt} = \mu(t)\frac{dM_r(t)}{dt} + \frac{d\mu(t)}{dt}M_r(t)$$

$$= \mu(t)\left[\frac{dM_r(t)}{dt} + \frac{1}{\mu(t)}\frac{d\mu(t)}{dt}M_r(t)\right]$$

令 $\frac{1}{\mu(t)}\frac{d\mu(t)}{dt} = i\omega(z)$，两边关于 t 积分，得 $\mu(t) = e^{i\omega(z)t}$，带入方程，得

$$\frac{d(e^{i\omega(z)t}M_r(t))}{dt} = e^{i\omega(z)t} \cdot i\omega_1(t)M_0$$

两边进行定积分，得

$$e^{i\omega(z)t}M_r(t) = i\int_0^t M_0\omega_1(t)e^{i\omega(z)t}dt + C$$

由于 $M_r(0) = 0$，故 $C = 0$，从而有

$$M_r(t,z) = iM_0e^{-i\omega(z)t}\int_0^t \omega_1(s)e^{i\omega(z)s}ds \tag{3.2.5}$$

如果射频脉冲持续的时间为 τ，则 $t = \tau$

$$M_r(\tau,z) = iM_0e^{-i\omega(z)\tau}\int_0^\tau \omega_1(s)e^{i\omega(z)s}ds$$

$$= iM_0e^{-i\omega(z)\tau}\int_0^\tau \omega_1(s)e^{2\pi if(z)s}ds \tag{3.2.6}$$

其中 $f(z) = \frac{\gamma}{2\pi}G_z z$ 是位置 z 上的频率

如果 $B_1(t)$ 关于 $\frac{\tau}{2}$ 对称，令 $s' = s - \frac{\tau}{2}$，那么（3.2.6）可表示为

$$M_r(\tau,z) = iM_0e^{-i\omega(z)\frac{\tau}{2}}\int_{-\frac{\tau}{2}}^{\frac{\tau}{2}} \omega_1\left(s' + \frac{\tau}{2}\right)e^{-2\pi i(-f(z))s'}ds'$$

$$= iM_0e^{-i\omega(z)\frac{\tau}{2}}F_{1D}\left\{\omega_1\left(t + \frac{\tau}{2}\right)\right\}\Big|_{f=-f(z)} \tag{3.2.7}$$

设有频率域上的函数 $F(f) = \begin{cases} 1 & -\frac{\tau}{2} \leq f \leq \frac{\tau}{2} \\ 0 & 其他 \end{cases}$，其傅里叶逆变换为

$$\int_{-\infty}^{\infty} F(f)e^{2\pi ift}df = \int_{-\frac{\tau}{2}}^{\frac{\tau}{2}} e^{2\pi ift}df = \left[\frac{1}{2\pi ix}e^{2\pi ift}\right]\Big|_{-\frac{\tau}{2}}^{\frac{\tau}{2}}$$

$$= \frac{1}{\pi t} \cdot \frac{1}{2i} \left(e^{2\pi t i \frac{\tau}{2}} - e^{2\pi i t (-\frac{\tau}{2})} \right) = \frac{1}{\pi t} \cdot \sin\left(2\pi t \frac{\tau}{2}\right) = \tau \mathrm{sinc}(\tau t)$$

即 $\tau \mathrm{sinc}(\tau t)$ 的频谱在 $\left[-\frac{\tau}{2}, \frac{\tau}{2}\right]$ 为 1，其余频率处为零，即其频谱为一方形波。

如果选取 $B_1(t) = \tau \mathrm{sinc}\left(\tau\left(t - \frac{\tau}{2}\right)\right)$，它关于 $\frac{\tau}{2}$ 对称，而 $B_1\left(t + \frac{\tau}{2}\right) = \tau \mathrm{sinc}(\tau t)$ 关于原点对称，其傅里叶变换在频域上是关于原点对称的方形波，$B_1(t)$ 的傅里叶变换为

$$\int_{-\infty}^{\infty} \tau \mathrm{sinc}\left(\tau\left(t - \frac{\tau}{2}\right)\right) e^{-2\pi i t f} dt \overset{t' = t - \frac{\tau}{2}}{=} \int_{-\infty}^{\infty} \tau \mathrm{sinc}(\tau t') e^{-2\pi i \left(t' + \frac{\tau}{2}\right) f} dt'$$

$$= e^{-2\pi i f \left(\frac{\tau}{2}\right)} F(f)$$

即 $B_1(t)$ 的傅里叶变换在 $\left[-\frac{\tau}{2}, \frac{\tau}{2}\right]$ 上具有相位 $e^{-2\pi i f \left(\frac{\tau}{2}\right)}$

从（3.2.7）可以看出，选择激励后，横向平面上的磁化向量的幅值是一个跟 z 有关的函数，其值为

$$\left| M_r(\tau, z) \right| = M_0 \left. F_{1D}\left\{ \omega_1\left(t + \frac{\tau}{2}\right) \right\} \right|_{f = -f(z)} \tag{3.2.8}$$

（3.2.8）反映了 $B_1(t)$ 的傅里叶变换和 $M_r(z)$ 之间的关系，即射频脉冲的频谱与位置 z 处的磁化向量的关系，也就是说射频脉冲的频域带宽和激励层的厚度相对应。如果 $z = 0$ 或者 $G_z = 0$，激励后的自旋核共振，由（3.2.7）得

$$M_r(\tau, z = 0) = iM_0 \int_0^{\tau} \omega_1(s) ds = iM_0 \theta \approx iM_0 \sin\theta$$

其中 $\theta = \int_0^{\tau} \omega_1(s) ds$

三、选择性激励和相位重聚

如果在选择激励脉冲后，立刻去检测信号，信号是比较弱的，其原因是在选择的层面内自旋核的磁化向量的相位发散引起的，对小翻转角的情形其表现为（3.2.7）的相位因子 $e^{-i\omega(z)\frac{\tau}{2}}$。信号是层面内磁化向量的叠加，磁化向量的相位发散自然导致信号的减弱。所幸散相因子 $e^{-i\omega(z)\frac{\tau}{2}}$ 是 z 的线性函数，只需施加相应的负梯度场，在 $\frac{\tau}{2}$ 时间内产生相位因子 $e^{i\omega(z)\frac{\tau}{2}}$ 就可以抵消散相因子所引起的信号减弱问题（见图 3 – 5、图 3 – 6）。

如图 3 – 5 所示，在射频脉冲关停后，施加负梯度场，就可消除射频脉冲所产生的相位因子。如果选择较窄的 sinc 函数作为射频脉冲进行激励，大多数自旋核当 $B_1(t)$

值较大时才开始受激旋转，也就是相位偏移发生在 $\left[\dfrac{\tau}{2}, \tau\right]$ 时间段，为了获得最大的相位重聚，施加负梯度 $-G_z$ 并持续时间 $\dfrac{\tau}{2}$。施加负梯度后，横向平面上的磁化向量消除了散相因子。

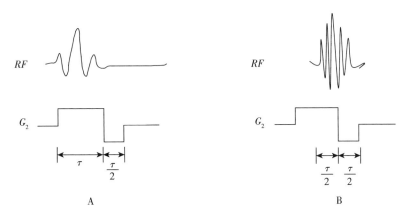

图 3 - 5　选择性激励和脉冲激励

A. 具有相位重聚的选择性激励；B. 窄的 sinc 脉冲激励

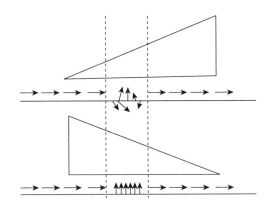

图 3 - 6　具有相反梯度的散相梯度场和聚相梯度场

对小翻转角的情形，施加负梯度后，横向磁化向量的值为

$$M_r\left(\frac{3\tau}{2}, z\right) = e^{i\omega(z)\frac{\tau}{2}} i M_0 e^{-i\omega(z)\frac{\tau}{2}} F_{1D}\left\{\omega_1\left(t+\frac{\tau}{2}\right)\right\}\bigg|_{f=-f(z)} = i M_0 \, F_{1D}\left\{\omega_1\left(t+\frac{\tau}{2}\right)\right\}\bigg|_{f=-f(z)}$$

小翻转角激励的例子

选取 $B_1(t) = \begin{cases} B_1 & 0 \leqslant t \leqslant \tau \\ 0 & \text{其他} \end{cases}$，将其带入（3.2.6），得

$$M_r(\tau, z) = i M_0 e^{-i\omega(z)\tau} \int_0^\tau e^{i\omega(z)s} \omega_1 ds, \omega_1 = \gamma B_1$$

$$\overset{s-\frac{\tau}{2}=t}{=}\ iM_0 e^{-i\omega(z)\tau}\int_{-\frac{\tau}{2}}^{\frac{\tau}{2}}e^{i\omega(z)\left(t+\frac{\tau}{2}\right)}\omega_1\mathrm{d}t\ =\ iM_0 e^{-i\omega(z)\frac{\tau}{2}}\int_{-\frac{\tau}{2}}^{\frac{\tau}{2}}e^{i\omega(z)t}\omega_1\mathrm{d}t$$

$$=\ iM_0 e^{-i\omega(z)\frac{\tau}{2}}\omega_1\ \frac{1}{i\omega(z)}e^{i\omega(z)t}\bigg|_{-\frac{\tau}{2}}^{\frac{\tau}{2}}=iM_0 e^{-i\omega(z)\frac{\tau}{2}}\frac{2\omega_1}{\omega(z)}\sin\left(\omega(z)\ \frac{\tau}{2}\right)$$

$$=\ iM_0 e^{-i\omega(z)\frac{\tau}{2}}(\omega_1\tau)\operatorname{sin}c\left(\frac{\omega(z)\tau}{2\pi}\right)$$

经相位重聚后，消去 $e^{-i\omega(z)\frac{\tau}{2}}$，得

$$M_r(z)=iM_0(\omega_1\tau)\operatorname{sin}c\left(\frac{\omega(z)\tau}{2\pi}\right)=iM_0(\omega_1\tau)\operatorname{sin}c\left(\frac{\gamma G_z z\tau}{2\pi}\right)$$

四、梯度场随时间变化时的小翻转角近似情形

这时横向平面上磁化向量满足方程

$$\frac{\mathrm{d}M_{rot}}{\mathrm{d}t}=M_{rot}\times\gamma B_{eff}$$

其中 $B_{eff}=B_1(t)i+\left(B_0+G_x(t)x+G_y(t)y+G_z(t)z-\dfrac{\omega}{\gamma}\right)k$

记 $G(t)=(G_x(t),G_y(t),\ G_z(t))^T$，$r=(x,y,z)^T$，将方程写成向量形式，得

$$\frac{\mathrm{d}M_{rot}}{\mathrm{d}t}=\begin{pmatrix}0 & \omega_0+\gamma[G(t)\cdot r]-\omega & 0\\ -(\omega_0+\gamma[G(t)\cdot r]-\omega) & 0 & \omega_1(t)\\ 0 & -\omega_1(t) & 0\end{pmatrix}M_{rot}$$

其中 $\omega_1(t)=\gamma B_1(t)$。当 $\omega=\omega_0$，且翻转角较小时，$M_z\approx M_0$，方程可表示为

$$\frac{\mathrm{d}M_{rot}}{\mathrm{d}t}=\begin{pmatrix}0 & \gamma[G(t)\cdot r] & 0\\ -\gamma[G(t)\cdot r] & 0 & \omega_1(t)\\ 0 & 0 & 0\end{pmatrix}M_{rot}$$

即横向平面上磁化向量的两个分量分别为

$$\frac{\mathrm{d}M_{x'}}{\mathrm{d}t}=\gamma[G(t)\cdot r]M_{y'},\frac{\mathrm{d}M_{y'}}{\mathrm{d}t}=-\gamma[G(t)\cdot r]M_{x'}+\omega_1(t)M_0$$

$$\frac{\mathrm{d}M_r}{\mathrm{d}t}=\frac{\mathrm{d}M_{x'}}{\mathrm{d}t}+i\frac{\mathrm{d}M_{y'}}{\mathrm{d}t}=\gamma[G(t)\cdot r]M_{y'}-i\gamma[G(t)\cdot r]M_{x'}+i\omega_1(t)M_0$$

$$=-i\gamma[G(t)\cdot r](M_{x'}+iM_{y'})+i\omega_1(t)M_0$$

$$=-i\gamma[G(t)\cdot r]M_r+i\omega_1(t)M_0$$

解此方程组，设有积分因子 $\mu(t)$，则

$$\frac{\mathrm{d}[\mu(t)M_r]}{\mathrm{d}t}=\mu(t)\frac{\mathrm{d}M_r}{\mathrm{d}t}+\mu'(t)M_r=\mu(t)\left[\frac{\mathrm{d}M_r}{\mathrm{d}t}+\frac{\mu'(t)}{\mu(t)}M_r\right]$$

对比方程，令 $\dfrac{\mu'(t)}{\mu(t)} = i\gamma\left[\,G(t)\cdot r\,\right]$，两边积分得 $\mu(t) = e^{i\gamma\int_0^t G(t')\cdot r\mathrm{d}t'}$，带入方程，则有

$$\frac{\mathrm{d}\left[\,e^{i\gamma\int_0^t G(t')\cdot r\mathrm{d}t'} M_r\,\right]}{\mathrm{d}t} = e^{i\gamma\int_0^t G(t')\cdot r\mathrm{d}t'} iM_0\omega_1(t)$$

两边积分得

$$e^{i\gamma\int_0^t G(t')\cdot r\mathrm{d}t'} M_r\bigg|_0^t = \int_0^t iM_0\omega_1(s)\,e^{i\gamma\int_0^s G(t')\cdot r\mathrm{d}t'}\mathrm{d}s$$

由于 $M_r(0) = 0$，得

$$M_r = iM_0 e^{-i\gamma\int_0^t G(t')\cdot r\mathrm{d}t'}\int_0^t \omega_1(s)\,e^{i\gamma\int_0^s G(t')\cdot r\mathrm{d}t'}\mathrm{d}s$$

$$= iM_0\int_0^t \omega_1(s)\,e^{-i\gamma\int_s^t G(t')\cdot r\mathrm{d}t'}\mathrm{d}s$$

五、射频脉冲的带宽和所选层面的厚度

假设 z 方向的梯度为 G_z，主磁场为 B_0，所选层面的中心位置为 z_0，层面两端的位置分别为 z_1，z_2，层面厚度为 $\Delta z = z_2 - z_1, z_1, z_0, z_2$ 处的磁场强度分别为 $B_0 + G_z z_1$，$B_0 + G_z z_0$ 和 $B_0 + G_z z_2$，其对应的拉莫尔频率分别为 $\gamma(B_0 + G_z z_1)$，$\gamma(B_0 + G_z z_0)$，$\gamma(B_0 + G_z z_2)$。由 z_1，z_0，z_2 处的拉莫尔频率可选择射频脉冲的中心频率和带宽。射频脉冲的中心频率等于 z_0 处的磁场强度对应的拉莫尔频率 $\omega_c = \gamma(B_0 + G_z z_0)$，射频脉冲的带宽为 z_1 和 z_2 对应的频率范围，即带宽

$$\Delta\omega = \gamma(B_0 + G_z z_2) - \gamma(B_0 + G_z z_1) = \gamma G_z(z_2 - z_1) = \gamma G_z \Delta z$$

由此可见层厚 Δz 与射频脉冲的带宽 $\Delta\omega$ 成正比，与梯度场强度 G_z 成反比。因此较厚的层面需要使用弱梯度场或大宽带射频脉冲，而薄层需要使用强梯度场或小带宽射频脉冲。

设静磁场 $B_0 = 1.5\mathrm{T}$，$\gamma = 42.6\mathrm{MHz/T}$，梯度场的强度为 $G_z = \dfrac{1}{60}\mathrm{T}/$单位长度，$z = 0$ 处的拉莫尔频率为 $42.6 \times 1.5 = 64\mathrm{MHz}$，$z = \pm6$ 处的自旋核的进动频率分别为

$$42.6 \times \left(1.5 + \frac{1}{60} \times 6\right) = 68\mathrm{MHz}\ \text{和}\ 42.6\left(1.5 - \frac{1}{60} \times 6\right) = 60\mathrm{MHz}$$

患者所处的磁场强度范围为 $1.4\mathrm{T} \sim 1.6\mathrm{T}$，使用射频脉冲激励 $1.55\mathrm{T} \sim 1.57\mathrm{T}$ 的层面，其相应的频率为 $66 \sim 67\mathrm{MHz}$。如果射频脉冲在频率域中呈矩形，那么其频率范围就与相应的磁场强度相对应，射频脉冲只激发选定磁场强度范围内层面的质子。身体其他部位的质子将不会受到激发，因为所发射的射频脉冲的频率范围与身体其他部位

的质子的拉莫尔频率不匹配，射频脉冲的频率范围只与所选择的单一层面的质子的拉莫尔频率相匹配（见图 3－7、图 3－8）。

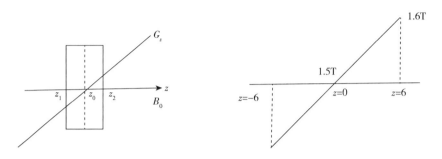

图 3－7　磁场强度及相应的拉莫尔频率和断层的厚度关系

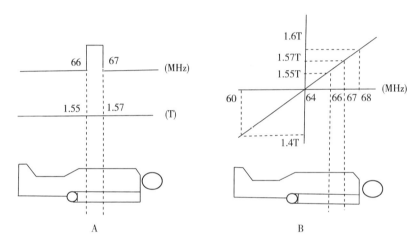

图 3－8　在确定层厚和位置时，磁场强度和相应的拉莫尔频率的关系

　　因此发射一个具有一定频率范围的射频脉冲，它将与特定层面的一定范围内的磁场强度相关。这个频率范围决定了层面的厚度。射频脉冲通常是一个 sinc 函数，经过傅里叶变换后在频域呈矩形。根据测不准原理，时间窗越宽，频域窗越窄，相反时间窗越窄，频域窗越宽。一个在时域上较宽的 sinc 函数，其在频域上表现为窄带宽的射频脉冲，在时域上较窄的 sinc 函数，其在频域上表现为宽带宽的射频脉冲。如果选定一定范围的频率带宽，那么将得到特定厚度的层面。

　　由于断层的厚度 $\Delta z = \dfrac{\Delta \omega}{\gamma G_z}$，它与射频脉冲的带宽成正比，与梯度场的梯度成反比，要想降低厚度，一方面使用具有更窄带宽的射频脉冲，更窄带宽的射频脉冲将激励更窄磁场强度范围内的自旋核。另一方面可增加梯度场的梯度（见图 3－9）。

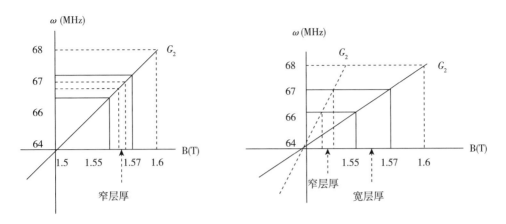

图 3 - 9　层厚与带宽和梯度场强度的关系

利用回波信号（见第四章），可以实施所谓的多层面技术。图 3 - 10 中从 90°脉冲中心到回波读出之后花费的时间为 $TE + \dfrac{T_s}{2}$，T_s 称为采样时间，是进行回波采样的时间，也是 G_x 梯度持续的时间。在射频脉冲之前，有可能还发生着其他事件在占用时间，称之为额外时间 T_o。这样从射频脉冲开始到回波采样结束的有效时间为 $TE + \dfrac{T_s}{2} + T_o$。一般说来脉冲重复时间 TR 比有效时间长很多，因此在一个 TR 周期内可以研究其他层面。

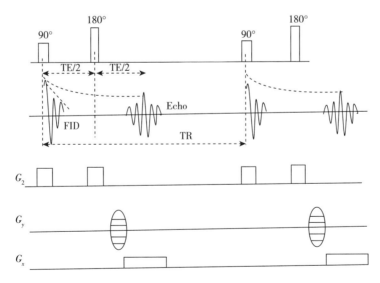

图 3 - 10　自旋回波的脉冲序列图

选择的层面数受有效时间限制，可获得的最大层面数为

57

$$层面数 < \frac{TR}{TE + \dfrac{T_s}{2} + T_o} = \frac{TR}{有效时间}$$

如果有多个回波，上述公式中的 TE 将由最长的回波 TE 来决定。

例如 TR = 1000ms，TE = 35ms，$T_s = 10$ms，$T_o = 10$ms，最大层面数为

$$\frac{TR}{TE + \dfrac{T_s}{2} + T_o} = \frac{1000}{35 + 5 + 10} = 20$$

在双回波序列中，TR = 1000ms，$T_s = 10$ms，$T_o = 10$ms，$TE_1 = 30$ms，$TE_2 = 80$ms，最大层面数为

$$\frac{TR}{TE_2 + \dfrac{T_s}{2} + T_o} = \frac{1000}{80 + 5 + 10} \approx 10.5$$

一般情况下，由于 T_s、T_o 未知，最大层面数可近似计算为 TR/TE。

在得到第一个层面的信号后，为了选择下一个层面，保持梯度 G_z 不变，我们选择射频脉冲具有更低或更高的中心频率，但与第一个层面上的脉冲有相同的带宽，使不同层面上的质子翻转 90°，然后选择与第一个层面相同的相位编码梯度 G_y 和频率编码梯度 G_x，并得到不同层面上的回波信号，并将来自不同层面的信号放置在不同的 k 空间里，以形成不同层面的 MR 图像（见图 3 – 11、图 3 – 12）。

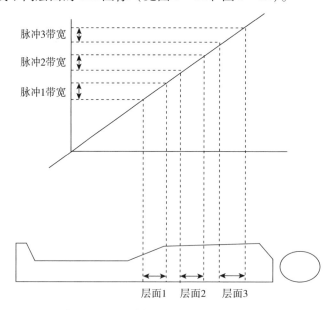

图 3 – 11 在一个 TR 里选择具有不同中心频率但有相同带宽的
射频脉冲确定具有相同层厚的不同层面

58

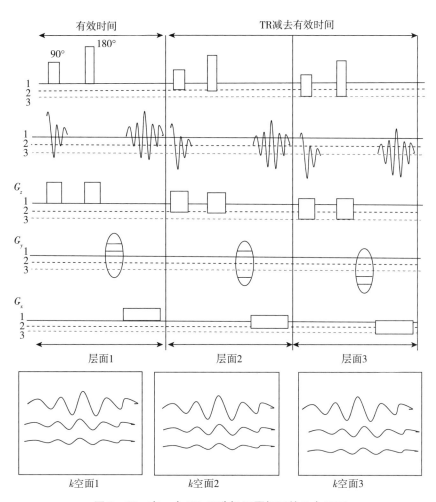

图 3 – 12 在一个 TR 里选择层厚相同的 3 个层面

第四章　回波、脉冲序列及其应用

第一节　回波及其分类

自旋核进动频率取决于主磁场强度、化学位移和线性梯度场，因而磁化向量的相位主要来自于磁场的不均匀性、化学位移和线性梯度场的作用。即

$$\varphi(x,y,z,t) = \int_0^t \omega(x,y,z,\tau)\mathrm{d}\tau$$

$$= \int_0^t (\omega_E(x,y,z) + \omega_{cs} + \gamma G(\tau) \cdot r)\mathrm{d}\tau = \omega_E(x,y,z)t + \omega_{cs}t + \gamma \int_0^t G(\tau) \cdot r\mathrm{d}\tau$$

其中前两项来自磁场的不均匀性和化学位移而引起的相位变化，第三项来自线性梯度场的作用而引起的相位增加。

不同位置的磁化向量具有不同的相位，会导致叠加信号的散相，进而引起信号幅值以很快的速度衰减。但在 MR 成像中，由于回波的存在，使得这些散相得以消除，进而提高信号的相干性和强度。回波分为梯度回波和自旋回波两类。梯度回波主要消除由梯度场而引起的散相，自旋回波主要消除由磁场的不均匀性及化学位移而引起的散相。

一、梯度回波（gradient recalled echo，GRE）

梯度回波是在射频脉冲激发后，在读出方向即频率编码方向上先施加一个梯度场，这个梯度场与主磁场叠加后将造成频率编码方向上不同位置的磁场强度不尽相同，进而该方向上质子的进动频率也随之出现差异，从而加快了质子的失相位，组织的宏观横向磁化向量很快衰减到零，我们把这一梯度场称为离相位梯度场。这时如果在频率编码方向施加一个强度相同方向相反的梯度场，原来在离相位梯度场作用下进动频率慢的质子进动频率加快，原进动频率快的质子进动频率减慢，这样由于离相位梯度场造成的质子失相位将逐渐得到纠正，组织的宏观横向磁化向量逐渐恢复，经过与离相位梯度场作用相同的时间后，组织的宏观横向磁化向量逐渐恢复直到信号幅度的峰值，

把这一梯度场称为聚相位梯度场。从此时间点后，在聚相位梯度场的继续作用下，质子又发生反方向的离相位，组织的宏观横向磁化矢量又开始衰减直至到零。这样产生一个信号幅值从零到大又从大到零的完整回波。由于这种回波的产生是利用了梯度场的方向切换产生的，因此称为梯度回波。梯度回波也称场回波（field echo，FE）。

假设主磁场是均匀的且没有化学位移，即 $\omega_E(x,y,z)=0,\omega_{cs}=0$，那么自旋核相位的增加主要来自于梯度场，即

$$\varphi(x,y,z)=\gamma\int_0^t G(\tau)\cdot r d\tau$$

如图 4-1 施加 90° 脉冲后，磁化向量被翻转到 $x-y$ 平面，由于梯度场的影响，x 较小处的磁化向量进动的角速度较小，x 较大处的磁化向量具有较高的角速度，由此平面上的磁化向量开始散相，可检测到一个 FID 信号。经过时间 τ 后，梯度场开始反转，原来在 x 较小处以较小角速度进动的自旋核，现在以较大的角速度进动，原来在 x 较大处以较大角速度进动的自旋核现在以较小的角速度进动。这样在 $[0,\tau]$ 因负梯度波瓣而产生的自旋失相位，在 $[\tau,2\tau]$ 因正梯度波瓣而实现相位重聚，从而得到梯度回波信号，此时 $\varphi(x,y,z,2\tau)=0$。

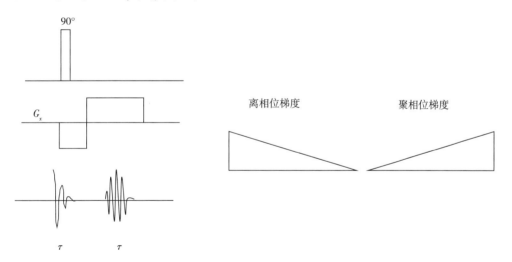

图 4-1　$[0,\tau]$ 因负梯度波瓣造成失相位，在 $[\tau,2\tau]$ 因正向梯度波瓣使相位重聚而得到梯度回波

二、自旋回波（spin echo，SE）

自旋回波序列首先使用一个 90° 射频脉冲，等待一段时间再施加一个 180° 的射频脉冲，使自旋核相位重聚，产生自旋回波信号。

90° 射频脉冲后，纵向磁化向量 M_z 为零，横向磁化向量 M_{xy} 的值为 M_0，M_{xy} 开始在 $x-y$ 平面上进动和衰减而在接收线圈两端感应出 FID 信号。如果静磁场是均匀的，M_{xy}

就以 T_2 为时间常数指数衰减，但静磁场总有一定程度的不均匀性，这使 M_{xy} 的衰减速度加快，衰减常数为 T_2^*。为了消除磁场不均匀性的影响，在经过时间 TI 后施加一个 180°射频脉冲，这样接收线圈中将出现一个幅值先增长后衰减的 MR 信号，即自旋回波信号。左边的自旋回波信号逐渐上升为自旋核复相过程，右边信号逐渐下降，为自旋核逐渐散相的过程（见图 4 - 2）。

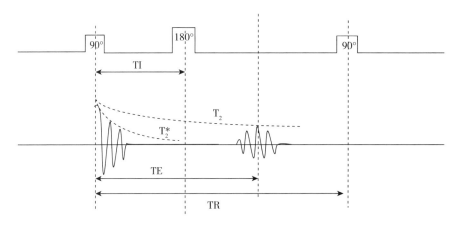

图 4 - 2   自旋回波示意图

在旋转坐标系下，90°射频脉冲的作用使磁化向量偏离 z 轴到 $x' - y'$ 平面，由于进动速度与 ω_0 相同的自旋核相对于坐标系静止，进动速度大于 ω_0 的自旋核顺时针旋转远离正 y' 轴，进动速度小于 ω_0 的自旋核逆时针旋转远离正 y' 轴，于是经过一段时间 τ，自旋核开始在 $x' - y'$ 分散开来。此时沿 x' 方向施加 180°射频脉冲，各自旋核绕 x' 旋转 180°转到与 x' 轴对称的位置，180°射频脉冲后，各自旋核还按原来的方向进动，即进动速度大于 ω_0 的自旋核以顺时针方向旋转，进动速度小于 ω_0 的自旋核按逆时针旋转，这样又经过一段时间 τ，散相的自旋核在负 y' 轴重新复相，形成回波的最大幅值，这时也称自旋核相位重聚。

自旋核在平衡状态下，净磁化向量为 M，施加 90°射频脉冲后，磁化向量被翻转到 $x' - y'$ 平面的 y' 轴上。暂时不考虑梯度场的影响，此时由于磁场的不均匀性，自旋核以不同的角速度在平面上产生了相位移动。假设在 y' 轴上向量的相位为零，经过时间 τ 后，自旋核的相位为 $\varphi(x,y,\tau) = \omega_E(x,y)\tau$。此时在 x' 轴上施加一个 180°的射频脉冲，那么自旋核绕 x' 轴旋转 180°，在经过时间 τ，自旋核将在 y' 轴的负方向上实现相位重聚，此时得到自旋回波信号（见图 4 - 3）。

在施加 180°激励脉冲前，各自旋核的相位是 $\varphi(x,y,\tau^-) = \omega_E(x,y)\tau$，施加 180°激励脉冲后，自旋核的相位为 $\varphi(x,y,\tau^+) = \pi - \omega_E(x,y)\tau$，在经过时间 τ，自旋核的相位为

$$\varphi(x,y,2\tau)=\varphi(x,y,\tau^{+})+\int_{\tau}^{2\tau}\omega_{E}(x,y)\mathrm{d}t=(\pi-\omega_{E}(x,y)\tau)+\omega_{E}(x,y)\tau=\pi$$

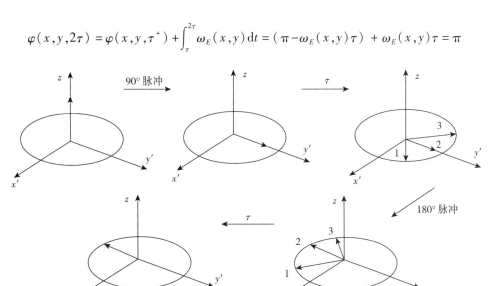

图4-3 自旋核从散相到复相及自旋回波的形成过程

三、利用自旋回波生成图像

自旋核在180°脉冲前的相位为

$$\varphi(x,y,\tau^{-})=2\pi[k_{x}(\tau)x+k_{y}(\tau)y]+\omega_{E}(x,y)\tau$$

而施加180°脉冲后的相位为

$$\varphi(x,y,\tau^{+})=\pi-2\pi[k_{x}(\tau)x+k_{y}(\tau)y]-\omega_{E}(x,y)\tau$$

由信号方程得在 $t=\tau^{+}$ 时

$$s(\tau^{+})=\iint\limits_{x,y}m(x,y)e^{-i\varphi(x,y,\tau^{+})}\mathrm{d}x\mathrm{d}y$$

$$=\iint\limits_{x,y}m(x,y)e^{-i\pi}e^{2\pi i[k_{x}(\tau)x+k_{y}(\tau)y]}e^{i\omega_{E}(x,y)\tau}\mathrm{d}x\mathrm{d}y$$

忽略磁场不均匀性的影响，得

$$s(\tau^{-})=\iint\limits_{x,y}m(x,y)e^{-2\pi i[k_{x}(\tau)x+k_{y}(\tau)y]}\mathrm{d}x\mathrm{d}y=\hat{M}(k_{x}(\tau),k_{y}(\tau))$$

$$s(\tau^{+})=\iint\limits_{x,y}m(x,y)e^{-i\pi}e^{2\pi i[k_{x}(\tau)x+k_{y}(\tau)y]}\mathrm{d}x\mathrm{d}y=-\hat{M}(-k_{x}(\tau),-k_{y}(\tau))$$

在施加180°脉冲前，信号在 k 空间的第一象限（第四象限）以某频率向右移动，施加180°脉冲，信号跳到当前位置的共轭点上（位于第三象限或第二象限），当读出梯度再次打开，信号沿 k_{x} 轴扫描。每个记录信号给出了 k 空间中一条关于 k_{y} 轴对称的直线，而自旋回波刚好出现在信号与 k_{y} 轴的交点处（见图4-4、图4-5）。

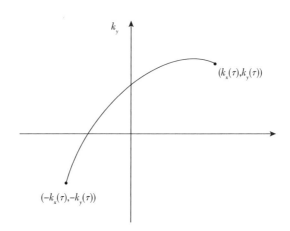

图 4 – 4　施加 180°脉冲前后，信号在 k 空间的位置变化

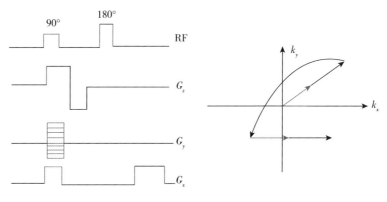

图 4 – 5　自旋回波序列及在 k 空间的轨迹

第二节　脉冲序列及其分类

一、脉冲序列的基本概念

　　影响磁共振信号强度的因素是多种多样的，如组织的质子密度、T_1 值、T_2 值、化学位移、液体流动、水分子扩散运动等都将影响其信号强度，如果所有的影响因素掺杂在一起，通过图像的信号强度分析很难确定到底是何种因素造成的信号强度改变，这显然对于诊断非常不利。为此可以调整成像参数，来确定何种因素对于组织的信号强度及图像的对比起决定性作用。

　　实际上可以调整的成像参数主要是射频脉冲、梯度场及信号采集时刻。射频脉冲的调整包括带宽（频率范围）、幅值（强度）、何时施加及持续时间等；梯度场的调整包括梯度场施加的方向、梯度场强度、何时施加及持续时间等。我们把射频脉冲、梯度场和信号采集时刻等相关各参数的设置及其在时序上的排列称为 MRI 的脉冲序列（pulse sequence）。由于 MR 成像可调整的参数很多，对某一参数进行不同的调整将得到不同成像效果，这就使得 MR 成像脉冲序列变得非常复杂，同时也设计出种类繁多的各种成像脉冲序列，可供用户根据不同的需要进行选择。而对于用户来说，也需要深刻理解各种成像序列，特别是常用脉冲序列，才能在临床应用中合理选择脉冲序列，并正确调整成像参数。

二、脉冲序列的基本构建

　　一般的脉冲序列由 5 个部分构成，即射频脉冲、层面选择梯度场、相位编码梯度场、频率编码梯度场及 MR 信号。在 MRI 脉冲序列结构示意图中，这 5 个部分一般以从上往下的顺序排列，每一部分在时序上的先后和作用时间一般是从左到右排列的。我们以自旋回波（SE）序列为例来介绍脉冲序列的基本构建（见图 4 - 6）。

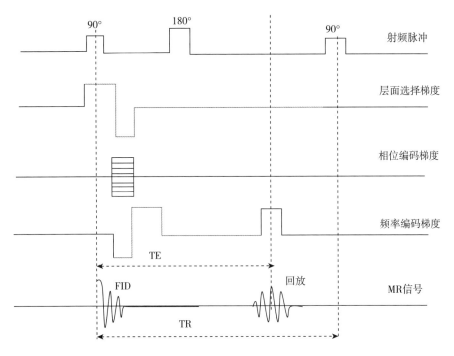

图 4 - 6　在时间 $\tau = \dfrac{TE}{2}$ 施加 180° 脉冲，在 $2\tau = TE$ 得到自旋回波

第一行是射频脉冲，SE 序列的射频脉冲由多次重复的 90°脉冲和后随的 180°脉冲构成。第二行是层面选择梯度场，在开启 90°脉冲和 180°脉冲时施加。第三行是相位编码梯度场，在 90°脉冲后 180°脉冲前施加。第四行是频率编码梯度场，必须在回波产生的过程中施加。第五行是 MR 信号，SE 序列中 90°脉冲后将产生一个最大的宏观横向磁化向量，由于主磁场的不均匀和组织的 T_2 弛豫的双重作用，宏观横向磁化矢量呈指数式衰减，表现为 MR 信号很快减弱，这种信号变化方式即自由感应衰减（FID）。由于 180°脉冲的聚相位作用，在 TE 时刻将产生一个自旋回波，回波是从无到有，从小到大，到最大强度后又逐渐变小直到零的 MR 信号。图 4 - 6 所示为 SE 序列的基本构建。其他脉冲序列的基本构建也有上述五个部分组成，只是所给的参数及其在时序上的排列有所变化而已。

上述脉冲序列的基本构建还可以简化成两个部分，即自旋准备和信号产生（图 4 - 7）。所谓的自旋准备就是利用梯度场匹配进行的射频脉冲激发，在需要成像的区域产生宏观横向磁化向量的过程，也可在这个阶段对某些组织信号进行选择性抑制。而信号产生是指生成 MR 信号（可以是 FID、自旋回波或梯度回波）并对信号进行空间编码的过程。信号产生后由接收线圈采集，经过傅里叶逆变换即可重建出 MR 图像。

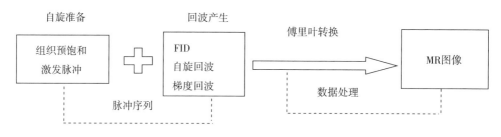

图 4 - 7　一般的 MRI 脉冲序列都由自旋准备和回波产生两个部分组成

三、MRI 脉冲序列的分类

MRI 脉冲序列的分类方法有多种，可按脉冲序列的用途分为通用序列和专用序列。按成像的速度可把脉冲序列分为普通序列和快速成像序列。目前最常用的是按采集信号类型进行的分类方法。

1. FID 类序列，指采集的 MR 信号是 FID 信号，如部分饱和序列等。

2. 自旋回波类序列，指采集到的 MR 信号是利用 180°复相脉冲产生的自旋回波，包括常规的自旋回波序列，快速自旋回波序列等。

3. 梯度回波类序列，指采集到的 MRI 信号是利用读出梯度场切换产生的梯度回波。包括常规梯度回波序列、扰相梯度回波序列、稳态进动成像序列等。

4. 杂合序列，指采集到的 MRI 信号有两种以上的回波，通常是自旋回波和梯度回波，如快速自旋梯度回波序列和平面回波成像序列等。

第三节　MRI 脉冲序列相关的概念

在介绍 MRI 脉冲序列之前，有必要先了解一些与 MRI 脉冲序列相关的基本概念。

一、时间相关的概念

前面已经介绍过，MRI 脉冲序列实际上是射频脉冲和梯度场的变化在时序的排列，因此每个脉冲序列都将会有时间相关的概念，主要包括重复时间、回波时间、有效回波时间、回波链长度、回波间隙、反转时间、激励次数、采集时间等。

1. 重复时间（repetition time，TR）　是从第一个 RF 脉冲出现到下一周期同一脉冲出现时所经历的时间。在 SE 序列中 TR 即指相邻两个 90°脉冲中点间的时间间隔；在梯度回波中 TR 是指相邻两个小角度脉冲中点之间的时间间隔；在反转恢复序列和快速反转恢复序列中，TR 是指相邻两个 180°反转脉冲中点间的时间间隔。TR 是图像对比度（T_1 对比度、T_2 对比度、质子密度对比度）的主要控制因子。

2. 回波时间（echo time，TE）　是从第一个 RF 脉冲到回波信号产生所需要的时间。在 SE 序列中 TE 指 90°脉冲中点到自旋回波中点的时间间隔。在梯度回波中指小角度脉冲中点到梯度回波中点的时间间隔。在自旋回波和梯度回波序列中，TE 和 TR 共同决定图像的对比度。

3. 有效回波时间（effective echo time，ETE）　在传统的自旋回波序列中，每个 TR 内仅有一个相位编码梯度。在双回波成像中，即使每个周期内收集两个回波信号，其相位编码梯度也只有一个。在快速自旋回波（fast spin echo，FSE）序列中，每个 TR 内可进行多次相位编码，使相位编码的步数与采集到的回波数目相同。当相位编码梯度值为零时，所采集信号的回波时间，称为该回波序列的有效回波时间。运用不同的 ETE，将得出不同的图像对比度。

4. 回波链长度（echo train length，ETL）　的概念出现在 FSE 序列中。ETL 是指一次 90°脉冲激发后所产生和采集的回波数目。回波链的存在将成比例减少 TR 的重复次数。在其他成像参数保持不变的情况下，与相应的单个回波序列相比，具有回波链的快速成像序列的采集时间缩短为原来的 1/ETL，因此 ETL 也被称快速成像序列的时间因子。

5. 回波间隙（echo spacing，ES） 是指回波链中相邻两个回波中点间的时间间隙。ES 越小，整个回波链采集所需时间越少，可间接加快采集速度，提高图像的信噪比。

6. 反转时间（inversion time，TI） 仅出现在具有 180°反转脉冲的脉冲序列中，这类序列有反转恢复序列、快速反转恢复序列等。一般把 180°反转脉冲中点到 90°脉冲中点的时间间隔称为 TI。

7. 激励次数（number of excitation，NEX） 也称信号平均次数（number of signal averaged，NSA）或信号采集次数（number of acquisitions，NA），是指脉冲序列中每一个相位编码步级的重复次数。NEX 增加有利于减少伪影并增加图像信噪比，但同时也增加了信号采集时间。

8. 采集时间（acquisition time，TA） 也称扫描时间，是指整个脉冲序列完成信号采集所需要时间。在不同序列中 TA 的差别很大，一幅图像的 TA 可以在数十毫秒，也可以是数十分钟（如自旋回波 T_2 加权图像序列）。

二维 MRI 的采集时间可以按下式计算：

$$TA = TR \times n \times NEX$$

式中 TA 表示采集时间；TR 为重复时间；n 为 NEX = 1 时 TR 需要重复的次数；NEX 为激励次数，NEX 越大，TR 需要重复的总次数越多。对于没有回波链的序列如自旋回波序列或梯度回波序列，n 就是相位编码的步级数，对于具有回波链的序列如快速自旋回波序列 n 等于相位编码步级数除以 ETL。

三维 MRI 由于是容积采集，需要增加层面方向的相位编码，容积内需要分为几层则需要进行同样步级的相位编码，因此其采集时间可以按下式计算：

$$TA = TR \times n \times NEX \times S$$

式中 S 为容积范围的分层数，其他同二维采集。S 越大，TR 需要重复的总次数越多。

从上述两个 TA 的计算公式可以得知，实际上影响 TA 的因素主要是 TR 的长短和 TR 需要重复的总次数。

二、空间分辨力相关的概念

任何脉冲序列在实际应用中都会涉及空间分辨力的问题，实际上空间分辨力就是指图像像素所代表体素的实际大小，体素越小空间分辨力越高。空间分辨力受层厚、层间距、扫描矩阵、视野等因素影响。

1. 层厚（slice thickness） MRI 的层厚是由层面选择梯度场强和射频脉冲的带宽来决定的，在二维图像中，层厚即被激发层面的厚度。层厚越薄，图像在层面选择方向的空间分辨力越高，但由于体素体积变小，图像的信噪比降低。因此在选择层厚的时候既要考虑到空间分辨力，也要考虑到图像信噪比。

2. 层间距（slice gap） 是指相邻两个层面之间的距离。MRI 的层间距与 CT 的层间距（slice interval）概念不同。CT 的层间距是指相邻的两个层面厚度中心的间距，如层厚和层间距均为1cm，实际上是一层接着一层，两层之间没有间隔。而 MR 成像时，如果层厚为1cm，层间距为0.5cm，则两层之间有厚度为0.5cm 的组织没有成像。MR 的层面成像是通过选择性的射频脉冲来实现的，由于受梯度场线性、射频脉冲的频率特性等影响，实际上扫描层面附近的质子也会受到激励，这样就会造成层面之间的信号相互影响（图4-8），把这种效应称为层间干扰（cross talk）或层间污染（cross contamination）。为了减少层间污染，二维 MR 成像时往往需要一定的层间距。

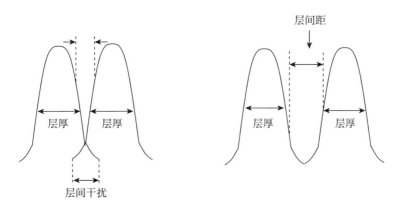

图4-8 当层间距较小时，临近层面内的质子受到激发因而出现层间干扰。增加了层间距后，层间干扰减少或基本消失

3. 矩阵（matrix） 是指 MR 图像层面内行和列的数目，也就是频率编码和相位编码方向上的像素数目。频率编码方向上的像素多少不直接影响图像采集时间；而相位编码方向的像素数目决定于相位编码的步级数，因而数目越大，图像采集时间越长。MR 图像的像素与成像体素是一一对应的。在其他成像参数不变的前提下，矩阵越大，成像体素越小，图像层面内的空间分辨力越高。

4. 视野（field of view，FOV） 是指 MR 成像的实际范围，即图像区域在频率编码方向和相位编码方向的实际尺寸，如30cm×30cm，因而是个面积概念。在矩阵不变的情况下，FOV 越大，成像体素越大，图像层面内的空间分辨力降低。

5. 矩形 FOV 一般的 FOV 是正方形的，但有些解剖部位各方向径线是不同的，如腹部横断面的前后径明显短于左右径，如果采用正方形 FOV，前后方向有较大的区域空间编码是浪费的，如果采用前后径短左右径长的矩形 FOV，如30cm×40cm，则可充分利用 FOV。矩形 FOV 的短径只能选择在相位编码方向上，采用矩形 FOV 后，在空间分辨力保持不变的情况下，需要进行的相位编码步级数减少，因而采集时间成比例缩短。

第四节 偏转角度

在射频脉冲的作用下，组织的宏观磁化向量将偏离平衡状态（即 B_0 方向），其偏离的角度称为翻转角（flip angle）。宏观磁化向量翻转角取决于射频脉冲的能量，能量越大翻转角越大。而射频脉冲的能量取决于脉冲的强度和持续时间，增加能量可通过增加脉冲的强度和/或持续时间来实现。MRI 常用的翻转角为 90°、180°和梯度回波序列常用的小角度 $\alpha(\alpha < 90°)$。翻转角越小，所需要的能量越小，激发后组织纵向弛豫（释放能量）所需要的时间越短。

第五节 自由感应衰减类序列和回波信号类序列

把采集到的 MRI 信号为自由感应衰减（FID）信号的脉冲序列统称为 FID 类序列。MRI 发展的早期，FID 序列曾经在低场强的 MRI 仪上有较多的应用，目前这类序列已经很少使用。这里仅简单介绍饱和恢复序列和采集 FID 信号的反转恢复序列。

一、饱和恢复序列（saturation recovery，SR）

90°射频脉冲将产生一个最大的宏观横向磁化向量，90°脉冲结束后宏观横向磁化向量将以负指数函数衰减，即产生 FID 信号。饱和恢复序列是结构最为简单的序列，利用连续的 90°脉冲进行激发，在每个 90°脉冲后采集 FID 信号（见图 4-9）。

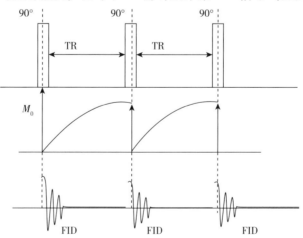

图 4-9 饱和恢复（SR）序列结构示意图

在第一个 90° 脉冲后，磁化向量被完全翻转到 x-y 平面，经过时间 TR，z 方向恢复的磁化向量为 $M_0(1-e^{-\frac{TR}{T_1}})$，此时再施加第二个 90° 脉冲，磁化向量又被翻转到 x-y 平面（见图 4-10），如果现在检测信号，则信号强度为

$$I(x,y) = K\rho(x,y)(1-e^{-\frac{TR}{T_1(x,y)}})$$

其中 K 为增益常数，$M_0 = K\rho(x,y)$。

如果在 90° 脉冲后，再经过时间 TE 来检测信号，则信号强度为

$$I(x,y) = K\rho(x,y)(1-e^{-\frac{TR}{T_1(x,y)}})e^{-\frac{TE}{T_2^*(x,y)}}$$

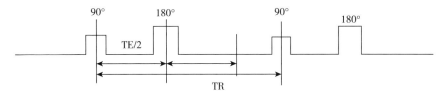

图 4-10　具有自旋回波的饱和恢复序列

如果在饱和恢复中利用自旋回波，虽然 180° 的脉冲也翻转纵向磁化向量，但当 $\frac{TE}{2} \ll T_1$ 时，恢复的纵向磁化向量可以忽略不计，它的翻转没有造成任何有意义的信号丢失。实际上，在 $t = \frac{TE}{2}$ 时，$M_z = M_0(1-e^{-\frac{TE}{2T_1}}) \approx 0$。则信号强度为

$$I(x,y) = K\rho(x,y)(1-e^{-\frac{TR}{T_1(x,y)}})e^{-\frac{TE}{T_2(x,y)}}$$

选择适当的 TE 和 TR，利用自旋回波和饱和恢复序列，可以得到 T_1 加权图像和 T_2 加权图像。

如果 TE 较短，且 $TR \approx T_1$，那么 $e^{-\frac{TE}{T_2}} \approx 1$，$I(x,y) = K\rho(x,y)(1-e^{-\frac{TR}{T_1(x,y)}})$，得到 T_1 加权图像。

如果 TR 较长，且 $TE \approx T_2$，那么 $e^{-\frac{TR}{T_1}} \approx 0$，$I(x,y) = K\rho(x,y)e^{-\frac{TE}{T_2(x,y)}}$，得到 T_2 加权图像。

如果 TR 较长，且 TE 较短，则得到质子密度加权图像。

如果 TR 较短，这时也称为部分饱和恢复序列，当 TE 较短时，得到 T_1 加权图像。

如果连续施加翻转角为 θ 的射频脉冲，当达到稳定状态时，信号强度见图 4-11。

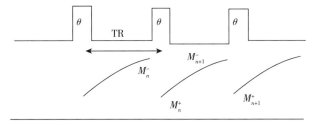

图 4-11　翻转角为 θ 的射频脉冲序列

设 M_n^- 和 M_n^+ 分别为第 n 次施加射频脉冲前后的纵向磁化向量，并假设在重复时间 TR 内，横向磁化向量衰减为零。显然 $M_n^+ = M_n^- \cos\theta$，根据纵向弛豫方程得

$$M_{n+1}^- = M_0 + (M_n^+ - M_0)e^{-\frac{t}{T_1}}$$

$$= M_n^+ e^{-\frac{t}{T_1}} + M_0(1 - e^{-\frac{t}{T_1}}) = M_n^- \cos\theta e^{-\frac{t}{T_1}} + M_0(1 - e^{-\frac{t}{T_1}})$$

当达到稳定状态时，$M_{n+1}^- = M_n^- = M^-$，即在施加第 n 次和第 $n+1$ 次脉冲前，恢复的纵向磁化向量都相同，从而有

$$M^- = M^- \cos\theta e^{-\frac{t}{T_1}} + M_0(1 - e^{-\frac{t}{T_1}})$$

$$M^- = \frac{M_0(1 - e^{-\frac{t}{T_1}})}{1 - \cos\theta e^{-\frac{t}{T_1}}}$$

在稳定状态时，磁化向量的横向分量记为 M_{ss}。则 $M_{ss} = M^- \sin\theta = \dfrac{M_0(1 - e^{-\frac{t}{T_1}})\sin\theta}{1 - \cos\theta e^{-\frac{t}{T_1}}}$。

如果在施加射频脉冲后，经过时间 TR，信号强度为

$$I(x,y) = K\rho(x,y) \frac{(1 - e^{-\frac{TR}{T_1(x,y)}})\sin\theta}{1 - \cos\theta e^{-\frac{TR}{T_1(x,y)}}}$$

显然不同的 θ，决定了不同的信号强度，选择使 $I(x,y)$ 达到最大的 θ。通过求导，当 $\theta = \arccos(e^{-\frac{TR}{T_1}})$ 时，$I(x,y)$ 最大。

二、反转恢复序列（inversion recovery，IR）

反转恢复（inversion recovery，IR）序列的特点是利用180°射频脉冲把组织的宏观纵向磁化向量偏转180°，即反转到与主磁场相反的方向上，在组织发生纵向弛豫的过程中施加90°脉冲，来记录不同组织间纵向弛豫的差别。90°脉冲后可以采集 FID 信号，也可以利用180°复相脉冲采集自旋回波信号。早期的反转恢复序列多采集 FID 信号，目前无论是反转恢复序列（IR）还是快速反转恢复序列（FIR）一般采集的是自旋回波。

给主磁场中进动的质子施加一个射频脉冲，只要射频脉冲的频率与质子的进动频率相同，质子将发生共振，即低能级的质子获得能量跃迁到高能级状态，在宏观上则表现为磁化向量的偏转。宏观磁化向量偏转的角度与射频脉冲的能量有关，能量越大偏转角度越大，把能够使宏观磁化向量偏转某个角度的射频脉冲称为某角度脉冲，如90°脉冲、小角度脉冲（偏转角度小于90°）、180°脉冲等。反之，宏观磁化向量偏转角度越大则表示质子获得的能量越大，射频脉冲关闭后质子所需要释放的能量也越大，被激发的组织的纵向弛豫所需要的时间就越长。

如果用180°射频脉冲对组织进行激发，将使组织的宏观纵向磁化向量偏转180°，

即偏转到与主磁场相反的方向上，因此该180°脉冲也称为反转脉冲。180°脉冲的能量相当于90°脉冲的2倍，因此纵向磁化向量完全恢复所需时间也明显延长（图4-12）。我们把具有180°反转脉冲的序列统称为反转恢复类序列。

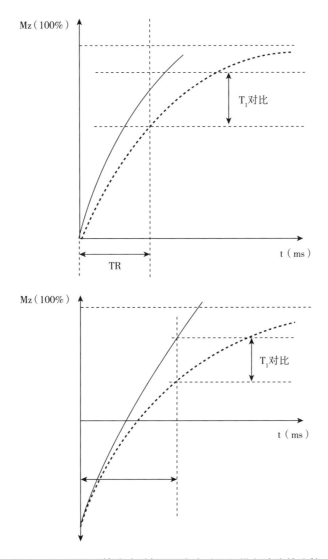

图4-12　180°反转脉冲后与90°脉冲后组织纵向弛豫的比较

具有180°反转脉冲的序列具有以下共同特点。

（1）由于180°脉冲后组织纵向弛豫过程延长，组织间的纵向弛豫差别加大，即T_1对比增加，相当于90°脉冲的2倍左右（图4-12）。

（2）180°脉冲后，组织的纵向弛豫过程中，其纵向磁化向量从反向（主磁场相反方向）最大逐渐变小到零，而后从零开始到正向（主磁场相同方向）逐渐增大到最大，如果当某组织的纵向磁化向量到零的时刻给予90°脉冲激发，则该组织由于没有宏观纵向磁化向量因此没有横向磁化向量产生，该组织就不产生信号，利用这一特点可以选择性抑制一定 T_1 值的组织信号。

（3）反转恢复类序列中，把180°反转脉冲中点与90°脉冲中点的时间间隔定义为反转时间（inversion time，TI），选择不同的 TI 可以制造出不同的对比，也可选择性抑制不同 T_1 值的组织信号。

图 4-12 中纵坐标为纵向磁化向量 M_z 的大小（以%表示），横坐标为时间（以 ms 表示）；实曲线为甲组织的纵向弛豫曲线，虚曲线为乙组织的纵向弛豫曲线，甲组织的纵向弛豫速度快于乙组织。左图表示90°脉冲后两种组织开始纵向弛豫，经过 TR 后两种组织的纵向磁化向量的差别即 T_1 对比。右图表示180°脉冲使纵向磁化向量偏转到反方向，180°脉冲结束后，两种组织开始纵向弛豫，纵向磁化向量从反向最大逐渐缩小到零，又从零逐渐增大到正向最大，同时由于纵向弛豫过程延长，甲组织和乙组织的 T_1 对比加大，约为90°脉冲激发后的 2 倍。

在反转恢复序列中，先施加一个180°反转脉冲，等待一段时间后（反转时间 TI），再施加一个90°脉冲，然后再等待一段时间 TR（从180°脉冲开始算起），施加另一个180°脉冲，而后序列开始完全的重复。

经过反转时间 TI 后，在90°脉冲作用下，恢复的纵向磁化向量被翻转到 x–y 平面，翻转到 x–y 平面的磁化向量的大小将取决于在180°脉冲后的 TI 时间内，纵向磁化向量所恢复的量（见图 4-13）。

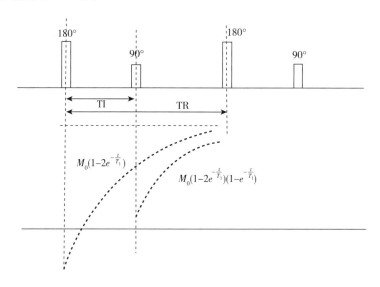

图 4-13 反转恢复序列中的纵向磁化向量变化曲线

在 T_1 恢复过程中，纵向磁化向量 $M_z(t)$ 满足

$$M_z(t) = M_0(1 - e^{-\frac{t}{T_1}}) + M_z(0)e^{-\frac{t}{T_1}}$$

由于 $M_z(0) = -M_0$，所以 $M_z(t) = M_0(1 - 2e^{-\frac{t}{T_1}})$. 经过反转恢复时间 TI，恢复的磁化向量为 $M_0(1 - 2e^{-\frac{TI}{T_1}})$，施加 $90°$ 脉冲后，纵向磁化向量为零，在经过 (TR − TI) 时间后，纵向磁化向量恢复为

$$M_0(1 - 2e^{-\frac{TI}{T_1}})(1 - e^{-\frac{TR-TI}{T_1}}) = M_0(1 - 2e^{-\frac{TI}{T_1}} - e^{-\frac{TR-TI}{T_1}} + 2e^{-\frac{TR}{T_1}})$$

当 TI≪TR 时，纵向磁化向量近似于 $M_0(1 - 2e^{-\frac{TI}{T_1}} + e^{-\frac{TR}{T_1}})$。

如果 TE = 0，在稳定状态下，检测到信号的强度为

$$I(x,y) = K\rho(x,y)(1 - 2e^{-\frac{TI}{T_1(x,y)}} + e^{-\frac{TR}{T_1(x,y)}})$$

如果 TE ≠ 0，在稳定状态下，检测到信号的强度为

$$I(x,y) = K\rho(x,y)(1 - 2e^{-\frac{TI}{T_1(x,y)}} + e^{-\frac{TR}{T_1(x,y)}})e^{-\frac{TE}{T_2(x,y)}}$$

反转恢复序列是个 T_1 加权图像序列。如果要采集回波信号，可先施加一个 $180°$ 反转脉冲，在适当的时刻施加一个 $90°$ 脉冲，$90°$ 脉冲后马上施加一个 $180°$ 复相脉冲，就可采集到自旋回波，这样反转恢复序列实际上就是在自旋回波序列前施加一个 $180°$ 反转脉冲（图 4−14）。IR 序列中，把 $180°$ 反转脉冲中点到 $90°$ 脉冲中点的时间间隔定义为反转时间（IT），把 $90°$ 脉冲中点到回波中点的时间间隔定义为 TE，把相邻的两个 $180°$ 反转脉冲中点的时间间隔定义为 TR。为了保证每次 $180°$ 反转脉冲前各组织的纵向磁化向量都能基本回到平衡状态，要求 TR 足够长，至少相当于自旋回波 T_2 加权图像或快速自旋回波 T_2 加权图像序列的 TR 长度。因此 IR 序列中 T_1 对比和权重不是由 TR 决定的，而是由 TI 来决定的。

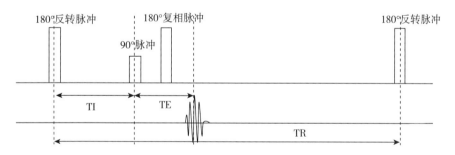

图 4−14　检测自旋回波的反转恢复序列

IR 序列具有以下特点。

（1）T_1 对比最佳，其 T_1 对比相当于 SE T_1 加权图像的 2 倍；

（2）一次反转仅采集一个回波，且 TR 很长，因此扫描时间很长，TA 相当于 SE T_2 加权图像序列。

鉴于上述特点，IR 序列一般作为 T_1 加权图像序列，在临床上应用并不广泛，主要用于增加脑灰质和脑白质之间的 T_1 对比，对儿童髓鞘发育研究有较高价值。IR 序列也可用作脂肪抑制（short TI inversion recovery，STIR）或水抑制（fluid attenuated inversion recovery，FLAIR），但由于扫描时间太长，现在 STIR 或 FLAIR 一般采用快速反转恢复序列来完成。

三、快速反转恢复序列（fast inversion recovery，FIR）

IR 序列是由一个 180°反转脉冲后随一个自旋回波序列构成的，而 FIR 序列则是一个 180°反转脉冲后随一个快速自旋回波序列（FSE）构成的（图 4 - 15A）。由于 FIR 序列中有回波链的存在，与 IR 相比，成像速度大大加快了，相当于 FSE 与 SE 序列的成像速度差别。

FIR 序列具有以下特点。

（1）与 IR 序列相比，FIR 序列成像速度明显加快，在其他成像参数不变的情况下，TA 缩短的倍数等于 ETL；

（2）由于回波链的存在，FIRT_1 加权图像序列的 T_1 对比度因受 T_2 的污染而降低，不如 IR 序列；

（3）由于回波链的存在，可出现与 FSE 序列相同模糊效应；

（4）与 FSE T_1 加权图像序列相比，由于施加了 180°反转脉冲，FIR T_1 加权图像序列的 T_1 对比有了提高；

（5）令 $M_z = M_0(1 - 2e^{-\frac{t}{T_1}}) = 0$，得 $t = \ln 2 \cdot T_1$，即纵向磁化向量 M_z 恢复到零的时间为 $\ln 2 \cdot T_1$。选择不同的 TI 可选择性抑制不同 T_1 值组织的信号（图 4 - 15B），抑制某种组织信号的 TI 等于该组织 T_1 值的 69%（一般用 70% 计算）。

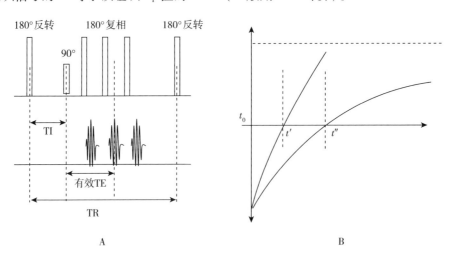

图 4 - 15　FIR 序列结构及 STIR、FLAIR 序列原理示意图

图 4 - 15A 为 FIR 序列结构图。FIR 序列先施加一个 180°反转脉冲，在适当时刻

（TI）再施加一个90°脉冲，90°脉冲后利用多个180°复相脉冲（图中为3个）采集多个自旋回波，因此存在回波链（图中 ETL = 3）。可以把回波链中的任何一个回波填充在 k 空间中央，我们把90°脉冲中点与填充在 k 空间中央那个回波中点的时间间隔定义为有效 TE。两个相邻的180°反转脉冲中点的时间间隔定义为 TR。图 4 – 15B 为 STIR 和 FLAIR 序列原理示意图。图中纵坐标为纵向磁化向量 M_z 的大小（以% 表示），横坐标为时间（以 ms 表示）；细曲线为脂肪组织的纵向弛豫曲线，粗曲线为脑脊液的纵向弛豫曲线。180°反转脉冲后，两种组织将发生纵向弛豫，即纵向磁化向量发生从 – 100% 到零到 100% 的变化。由于两种组织纵向弛豫速度不同，纵向磁化向量从 – 100% 到零所需时间不同，脂肪组织需要很短的时间（即图中 t_0 到 t'），如果选择 TI 等于 t'，则90°脉冲施加时，脂肪组织的纵向磁化向量等于零，因而也没有横向磁化向量的产生，脂肪组织的信号被抑制（即 STIR）；脑脊液的纵向磁化矢量从 – 100% 到零所需的时间很长（即图中 t_0 到 t''），如果选择 TI 等于 t''，同样的道理，脑脊液的信号被抑制（即 FLAIR）。

鉴于上述特点，快速反转恢复序列在临床上主要用于以下情况。

（1）快速反转恢复 T_1 加权图像在临床的应用近年来逐渐增多，根据所选的成像参数不同，快速反转恢复 T_1 加权图像序列的 TA 一般与自旋回波序列相近或略短于自旋回波 T_1 加权图像序列。该序列在临床上主要用于脑实质的 T_1 加权图像，灰白质的 T_1 对比优于自旋回波 T_1 加权图像序列或快速自旋回波 T_1 加权图像序列，但不及反转恢复 T_1 加权图像序列。以 1.5T 的扫描机为例，一般 TR = 2000 ~ 2500ms，TI = 750ms，ETL = 4 ~ 8，把回波链中的第一个回波填充在 k 空间中央（即选择最短的有效 TE）。由于组织的 T_1 值随主磁场场强不同而变化，因此不同场强的扫描机应该对成像参数作相应调整。

（2）短反转时间的反转恢复（STIR）序列最初采用的是反转恢复序列，目前一般采用快速反转恢复序列来完成。主要用于 T_2 加权图像的脂肪抑制，因为脂肪组织的纵向弛豫速度很快，即 T_1 值很短，在 1.5T 的扫描机中，脂肪组织的 T_1 值约为 200 ~ 250ms，180°脉冲后，脂肪组织的宏观纵向磁化向量从反向最大到零所需要的时间为其 T_1 值的 70%，即 140 ~ 175ms，这时如果施加90°脉冲（即 TI = 140 ~ 175ms），由于没有宏观纵向磁化向量，就没有宏观横向磁化向量的产生，脂肪组织的信号被抑制（图 4 – 15B）。采用很短的 TI 是该序列名称的来由。在 1.5T 的扫描机中，STIR 序列一般 TI 选择在 150ms 左右，TR 大于 2000ms，ETL 和有效 TE 根据不同的需要进行调整。利用 STIR 技术进行脂肪抑制比较适用于低场强 MRI 仪。

（3）在进行脑部或脊髓 T_2 加权图像时，当病变相对较小且靠近脑脊液时（如大脑皮层病变、脑室旁病变），呈现略高信号或高信号的病灶常常被高信号的脑脊液掩盖而不能清楚显示，如果在 T_2 加权图像上能把脑脊液的信号抑制下来，病灶就能得到充分暴露。

液体抑制反转恢复（FLAIR）可以有效地抑制脑脊液的信号。液体抑制反转恢复序列实际上就是长 TI 的快速反转恢复序列，因为脑脊液的 T_1 值很长，在 1.5T 扫描机中为 3000 ~ 4000ms，选择 TI =（3000 ~ 4000ms）× 70% = 2100 ~ 2800ms，这时脑脊液的宏观纵向磁化矢量刚好接近于零，即可有效抑制脑脊液的信号（图 4 – 15B）。

在临床实际应用中，1.5T 扫描机一般 TI 选为 2100 ~ 2500ms，TR 常需要大于 TI 的 3 ~ 4 倍以上，ETL 及有效 TE 与快速自旋回波的 T_2 加权图像相仿。

四、梯度回波序列

梯度回波序列的出现使 MR 成像速度大大加快，所谓梯度回波序列即采集到 MR 信号是梯度回波信号的脉冲序列。梯度回波序列具有以下特点。

1. 采用小角度激发，加快成像速度　由于自旋回波序列采用 90°射频脉冲对组织进行激发，90°脉冲能够产生最大的横向磁化向量，因而获得的 MR 信号最强。但 90°脉冲能量较大，因此受激发的组织需要花很长时间来完成纵向弛豫，因此一个 90°脉冲后需要等待很长时间才能施加下一个 90°脉冲，即必须选用很长的 TR，特别是质子密度加权图像和 T_2 加权图像时，因此自旋回波序列的 TA 很长。在梯度回波中我们一般采用小于 90°射频脉冲对成像组织进行激发，即采用小角度激发。射频脉冲施加后组织的宏观磁化向量偏转的角度取决于射频脉冲的能量（由射频的强度和持续时间决定），小角度激发就是给组织施加的射频脉冲能量较小，造成组织的宏观磁化向量偏转角度小于 90°。在实际应用中，我们通常称小角度脉冲为 α 脉冲，α 常介于 10° ~ 90°。

小角度激发有以下优点。

（1）脉冲的能量较小，特殊吸收率（specific absorption ratio，SAR）降低；

（2）产生宏观横向磁化矢量的效率较高，与 90°脉冲相比，30°脉冲的能量仅为 90°脉冲的 1/3 左右，但产生的宏观横向磁化向量达到 90°脉冲的 1/2 左右（图 4 – 16）；

（3）小角度激发后，组织可以残留较大的纵向磁化向量（图 4 – 16），纵向弛豫所需要的时间明显缩短，因而可选用较短的 TR，从而明显缩短 TA，这就是梯度回波序列相对自旋回波序列能够加快成像速度的原因。

图 4 – 16A 表示平衡状态下，组织的宏观纵向磁化向量为 100%，没有宏观横向磁化向量；图 4 – 16B 表示 90°脉冲激发后，宏观磁化向量偏转 90°，即产生了一个最大的宏观横向磁化向量（100%），纵向磁化向量变为零；图 4 – 16C 表示 30°脉冲激发后，宏观磁化向量偏转 30°，产生的横向磁化向量为 90°脉冲的 50%，而纵向磁化矢量保留了平衡状态下的 86.6%。

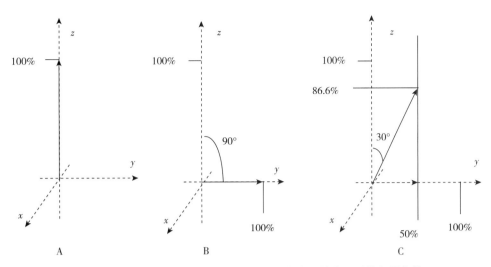

图 4 – 16　平衡状态、90°激发后、小角度激发后的宏观磁化向量变化

2. 反映的是 T_2^*（GRE）弛豫信息而非 T_2 弛豫信息　射频脉冲的激发使组织产生宏观横向磁化向量，射频脉冲结束后，组织的宏观横向磁化向量逐渐衰减，衰减的原因是同相位进动的质子失相位，造成质子失相位的原因有两部分：①组织真正的 T_2 弛豫；②主磁场不均匀。自旋回波序列的 180° 脉冲可剔除主磁场不均匀造成的质子失相位从而获得真正的 T_2 弛豫信息。GRE 序列中施加的离相位梯度场将暂时性的增加磁场的不均匀性，从而加速了质子失相位，因此 GRE 序列中离相位梯度场施加后，质子的失相位是由 3 个原因引起的：①组织真正的 T_2 弛豫；②主磁场不均匀；③离相位梯度场造成的磁场不均匀。

GRE 序列中的聚相位梯度场只能剔除离相位梯度场造成的质子失相位，但并不能剔除主磁场不均匀造成的质子失相位，因而获得的只能是组织的 T_2^*（GRE）弛豫信息而不是 T_2 弛豫信息（图 4 – 17）。

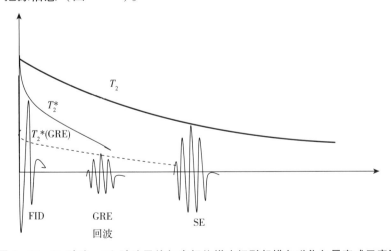

图 4 – 17　T_2 弛豫、T_2^* 弛豫及施加离相位梯度场引起横向磁化矢量衰减示意图

通常将这一现象称为 GRE 序列的 $T_2^*(GRE)$ 效应。$T_2^*(GRE)$ 与 T_2^* 的关系可表示为

$$\frac{1}{T_2^*(GRE)} = \frac{1}{T_2^*} + \frac{1}{T_2''}$$

其中 T_2'' 表示梯度场对横向弛豫的影响。根据（1.10）上式可表示为

$$\frac{1}{T_2^*(GRE)} = \frac{1}{T_2} + \gamma\Delta B + \frac{1}{T_2''}$$

由此可以看出 T_2，T_2^*，$T_2^*(GRE)$ 三者之间存在如下的关系

$$T_2 > T_2^* > T_2^*(GRE)$$

自旋回波是按时间常数 T_2 衰减的，因此在射频脉冲能量相同的条件下，它与按 T_2^*（GRE）衰减的梯度回波相比，其衰减速度要慢得多，回波幅度更大一些。

图 4-17 表示同一种组织的 3 种横向磁化向量的衰减，粗曲线为 T_2 弛豫曲线；细曲线为 T_2^* 弛豫曲线；虚曲线为施加离相位梯度场后的组织横向磁化向量的衰减曲线。T_2^* 弛豫受 T_2 弛豫和主磁场不均匀两种因素影响，自旋回波序列的 180°复相脉冲可以剔除主磁场不均匀造成的质子失相位，因而将得到的组织真正的 T_2 弛豫信息（SE 回波）。GRE 序列施加的离相位梯度场加快质子的失相位，图示虚曲线 $[T_2^*(GRE)]$ 下降明显快于细曲线（T_2^*），而聚相位梯度场只能剔除离相位梯度场造成的质子失相位，因而得到的只能是 $T_2^*(GRE)$ 弛豫信息（GRE 回波）。由于 $T_2^*(GRE)$ 弛豫明显快于 T_2 弛豫，如图 4-17 所示即便 GRE 序列选用的 TE 比 SE 序列的 TE 短，其回波幅度也常常不如 SE 序列，因此总的来说，GRE 序列图像的固有信噪比低于 SE 序列。

3. GRE 序列的固有信噪比较低　射频脉冲关闭后宏观横向磁化向量的衰减［即 $T_2^*(GRE)$ 弛豫］很快，明显快于 T_2 弛豫。GRE 序列利用梯度切换产生回波，因而不能剔除主磁场不均匀造成的质子失相位，因此在相同的 TE 下，GRE 序列得到的回波的幅度将明显低于 SE 序列，即便有时 SE 序列的 TE 长于 GRE 序列，其回波的幅值也常常大于后者。此外，GRE 序列常用小角度激发，射频脉冲激发所产生的横向磁化向量本来就比 SE 序列的横向磁化向量小。横向磁化向量的减小使信号幅值变小，这是 GRE 序列图像的固有信噪比低于 SE 序列图像的根本原因（图 4-17）。翻转角取的越小，TR 就可以越短，但 GRE 序列图像的信噪比就会更低。GRE 序列能够在非常短的 TR 时间内获取信号是以降低信号信噪比为代价的。

4. GRE 序列对磁场的不均匀性敏感　自旋回波类序列的特点之一是对磁场不均匀性不敏感，因为 180°复相脉冲可剔除主磁场不均匀造成的质子失相位。在 GRE 序列中，回波的产生依靠梯度场的切换，不能剔除主磁场的不均匀造成的质子失相位。因此，GRE 序列对磁场的不均匀性比较敏感。这一特性的缺点在于容易产生磁化率伪

影，特别是在气体与组织的界面上。优点在于容易检出能够造成局部磁场不均匀的病变，如出血、血色病等。

5. 梯度回波信号在 $TR \gg T_2$ 时，其强度为

$$S = kN(H) \frac{(1 - e^{-\frac{TR}{T_1}}) \sin\theta}{1 - e^{-\frac{TR}{T_1}} \cos\theta} e^{-\frac{TE}{T_2^*(\mathrm{GRE})}}$$

梯度回波信号强度是 TE，TR，T_1，T_2^*（GRE）和翻转角 θ 的函数，调整这些参数，即可改变图像的对比度，达到图像加权的目的。

五、扰相梯度和相位重聚梯度

（一）扰相 GRE 序列

当 GRE 序列的 TR 明显大于组织的 T_2 值时，下一次 θ 脉冲激发前，组织的横向弛豫已经完成，即横向磁化向量几乎衰减到零，这样前一次 θ 脉冲激发产生的横向磁化向量将不会影响后一次 θ 脉冲激发所产生的信号。但当 TR 小于组织的 T_2 值时，下一次 θ 脉冲激发前，前一次 θ 脉冲激发产生的横向磁化向量尚未完全衰减，这种残留的横向磁化向量对图像的影响主要以带状伪影的方式出现，且组织的 T_2 值越大、TR 越短、激发角度越大，带状伪影越明显（见图 4-18）。

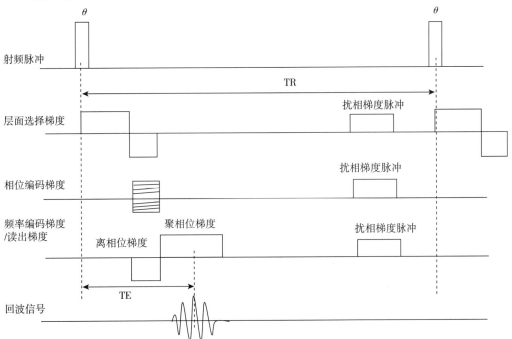

图 4-18 扰相 GRE 序列结构图

为了消除这种伪影必须在下一次 θ 脉冲施加前去除这种残留的横向磁化向量，采用的方法就是在信号读出后至下一次 θ 脉冲来临前的一段时间从层面选择方向、相位编码方向及频率编码方向都施加了一个很强的梯度场，人为造成磁场不均匀，加快了质子失相位，以彻底消除前一次 θ 脉冲的回波采集后残留的横向磁化向量。

横向磁化向量的相位发散以至消失的过程可用图 4 - 19 来说明。通常意义上的横向弛豫是指自旋核的自然散相，而相位干扰可看作是加速横向弛豫的过程。通过扰相梯度，纵向磁化向量成功恢复，为再次激励做好了准备。

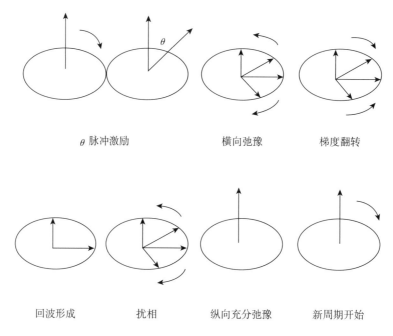

θ 脉冲激励　　　　　横向弛豫　　　　梯度翻转

回波形成　　　扰相　　　纵向充分弛豫　　新周期开始

图 4 - 19　回波周期中的扰相梯度施加过程

另一种对残余横向磁化向量进行处理的方法失相位重聚。其思路与扰相法正好相反。相位重聚不仅不清除自旋核的相位干扰状态，还要设法将其保留到下一周期，以便对回波信号做出贡献。由图 4 - 20 知，信号读取结束后，层面选择方向的相位相干早已出现，而相位编码和频率编码方向上的相位还是处于发散状态。因此只要在这两个方向上施加适当的反向梯度脉冲，就可使所有方向上的相位均相干。这一反向梯度称为相位重聚梯度。相位重聚梯度脉冲的作用就是使零相位出现。

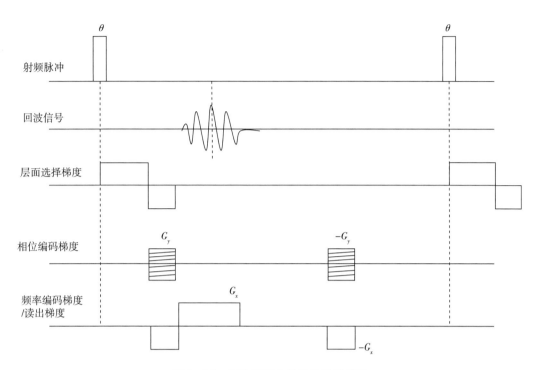

图 4 - 20 回波周期中的相位重聚梯度

六、自旋回波序列

1. 优点 自旋回波序列是 MRI 的经典序列，在临床上得到广泛应用，具有以下优点。

（1）序列结构比较简单，信号变化容易解释；

（2）图像具有良好的信噪比；

（3）图像的组织对比良好；

（4）对磁场的不均匀敏感性低，因而磁化率伪影很轻微；

（5）利用自旋回波序列进行 T_1 加权，采集时间一般仅需要 2~5min。

2. 缺点 自旋回波序列也存在着一些缺点。

（1）90°脉冲能量较大，纵向弛豫需要的时间较长，需采用较长的 TR（特别是 T_2 加权图像），且一次激发仅采集一个回波，因而序列采集时间较长，T_2 加权图像常需要十几分钟以上；

（2）由于采集时间长，体部 MR 成像时容易产生伪影；

（3）采集时间长，因而难以进行动态增强扫描；

（4）为减少伪影，NEX 常需要 2 次以上，进一步增加了采集时间。

鉴于上述特点，即便是低场机，也很少利用自旋回波序列进行 T_2 加权图像和密度加权图像。自旋回波序列目前多用于获取 T_1 加权图像，是颅脑、骨关节、软组织、脊柱脊髓等部位的常规 T_1 加权图像序列。对于体部特别是腹部来说，许多医院还把自旋回波序列作为常规 T_1 加权图像序列，配合呼吸补偿技术，可获得质量较高的 T_1 加权图像。但对于呼吸不均匀的病人，图像容易产生运动伪影，同时由于采集时间长，不能利用自旋回波序列进行动态增强扫描，因而不少专家提出用梯度回波序列替代自旋回波序列作为腹部常规 T_1 加权图像序列。

七、快速自旋回波序列

自旋回波序列在一次 90°射频脉冲后利用一次 180°复相脉冲，仅产生一个自旋回波信号，那么一幅 256×256 的图像需要 256 次 90°脉冲激发（NEX = 1 时），即需要 256 次 TR，每次激发采用不同的相位编码，才能完成 k 空间的填充。与之不同的是，快速自旋回波序列在一次 90°射频脉冲激发后利用多个（2 个以上）180°复相脉冲产生多个自旋回波，每个回波的相位编码不同，填充 k 空间的不同位置上（图 4 - 21）。

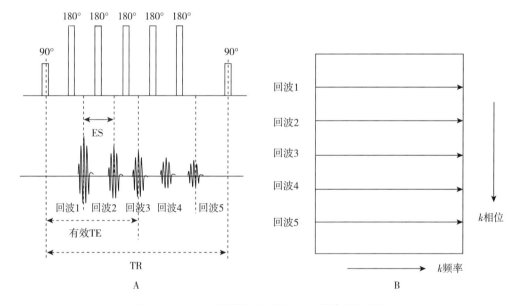

图 4 - 21　FSE 序列基本结构和 k 空间填充示意图

由于一次 90°脉冲后利用多个 180°脉冲，因而产生的不是单个回波，而是一个回波链，一次 90°脉冲后利用了多少个 180°脉冲就会有多少个自旋回波产生，把一次 90°脉冲后所产生的自旋回波数目定义为快速自旋回波序列的回波链长度。在其他成像参数不变的情况下，ETL 越长，90°脉冲所需要的重复次数越少（即 TR 次数越少），采集时间将成比例缩短，如果 ETL $= n$，则该 FSE 序列的采集时间为相应 SE 序列的 $1/n$，所以 ETL 也称为时间因子。举例说明：设 TR = 3000ms，扫描矩阵 256 × 256，NEX = 2，（即需要 512 次 TR），则利用 SE 序列成像的采集时间 TA = 3s × 256 × 2 = 1536s（25min 36s）；如果保持上述成像参数不变，利用 ETL = 8 的 FSE 序列来成像，则 TR 的次数为 512/8，即 64 次，则采集时间 TA = 3s × (256/8) × 2 = 192s(3min 12s)，仅为相应 SE 序列 TA 的 1/8。

图 4 – 21A 为在一次 90°射频脉冲后用 5 个 180°复相脉冲产生 5 个自旋回波（即 ETL = 5），相邻两个回波中点的时间间隔为回波间隙（ES），两个相邻的 90°脉冲中点的时间间隔为 TR。上述的 5 个回波的相位编码不同，填充在 k 空间相位编码方向的不同位置上，实际上 5 个回波的回波时间是不同的，由于填充的 k 空间中央的回波决定图像的对比，因此如果把第 3 个回波填充在 k 空间中央（图 4 – 21B），则有效 TE 为 90°脉冲中点到第 3 个回波中点的时间间隔。

八、快速自旋回波序列的特点

FSE 序列目前在临床上得到广泛应用，FSE 一些参数的选择将会影响图像的质量，因此有必要介绍一下 FSE 序列的特点。

1. 快速成像 前面在 FSE 原理中已经提到，由于回波链的存在，在其他成像参数不变的前提下，与相应 SE 序列相比，FSE 序列的采集时间随 ETL 的延长而成比例缩短，即 FSE 序列的 TA 为相应 SE 序列 TA 的 1/ETL。但实际上，采用了 FSE 序列后，为了提高图像质量并增加扫描层数，FSE T_2 加权图像序列的 TR 往往比 SE 序列要长，因此 TA 的缩短并不像理论上那么明显。

2. 回波链中每个回波信号的 TE 不同 FSE 序列中在一次 90°脉冲后利用多个复相脉冲来产生多个自旋回波信号，实际上每个回波信号的 TE 是不同的，第一个回波信号的 TE 最短，最后一个回波信号的 TE 最长，因此 FSE 的图像实际上是由 TE 不同的回波构成的。填充 k 空间中心的回波将主要决定图像的对比，通过相位编码的调整，可以把回波链中的任何一个回波填充在 k 空间中心（图 4 – 21），我们把 90°脉冲中点到填充 k 空间中心的回波中点的时间间隔定义为有效 TE。如果把第一个回波填充在 k 空间中心（即选择很短有效 TE），将基本剔除组织的 T_2 弛豫对图像对比的影响，得到的将是 T_1 加权图像或密度加权图像；如果把一个长回波链中的最后一个回波填充在 k 空间中心（选择很长的有效 TE），得到的将是权重很重的 T_2 加权图像；如果在回波链中选择一个合适的回波信号填充在 k 空间中心（选择合适长的有效 TE），将得到权重合适的 T_2 加权图像。实际上填充 k 空间各个位置的回波信号对图像对比都有不同程度贡献，而回波链中各回波的 TE 不同，因此与相应 SE 序列相比，FSE 序列的 T_2 对比将有不同程度降低，ETL 越长，对图像对比的影响越大。

3. FSE 序列图像的模糊效应 在 90°脉冲后，由于 T_2 弛豫，宏观横向磁化向量将随时间推移逐渐衰减，即随着 TE 的延长，任何组织的信号强度都在衰减。如果不考虑相位编码梯度场对组织信号的影响，则 FSE 序列的回波链中第一个回波信号最强，往后信号强度逐渐减弱，最后一个回波信号最弱（图 4 – 22）。这种强度具有差别的回波信号填充在 k 空间中，在傅里叶变换中将发生定位上的错误，从而导致图像模糊。ETL 越长，填充 k 空间的回波信号强度差别越大，图像越模糊。因此，ETL 延长尽管可以缩短采集时间，但将增加图像模糊，并影响图像对比。减少图像模糊的办法除了在采集时间能够接受的前提下缩短 ETL 外，回波间隙缩小也可以减少图像模糊。ES 为回波链中两个相邻回波中点的时间间隔（图 4 – 22），ES 的缩小将减少回波之间的信号强度差别，从而减少图像模糊。

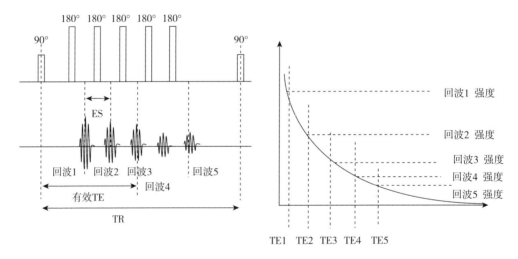

图 4 – 22 FSE 序列回波链中各回波的 TE 和信号强度示意图

图 4 – 22 中 FSE 序列利用 5 个 180°脉冲，产生 5 个自旋回波，各回波的 TE 是不同的，回波 1 的 TE 最短，回波 5 的 TE 最长，我们可以通过对相位编码的调整，把回波链中任何一个回波填充在 k 空间中心，决定图像的权重和对比。同时由于 T_2 弛豫，各回波的信号强度也不相同，回波 1 的信号强度最大，回波 5 的信号强度最弱。

4. 脂肪组织信号强度增高 脂肪组织的信号强度增加是 FSE 序列的又一特点。在 SET_2 加权图像上脂肪组织呈现中等偏高信号（灰白），而在 FSE T_2 加权图像上，脂肪组织呈现高信号（白）。主要由于以下两个方面的原因。

（1）脂肪组织内的质子之间存在着 J-耦联，这种耦联结构可增加磁场的波动，加快了质子失相位，因此脂肪组织的 T_2 值并不长。FSE 序列连续的 180°脉冲可打断 J-耦联，因而脂肪组织的质子失相位减慢，延长脂肪组织的 T_2 值，因而增加脂肪组织的信号强度；

（2）180°脉冲引起的磁化转移效应也是增加脂肪组织信号强度的一个原因。FSE序列中，ETL越长，ES越小，脂肪组织信号强度的增加将越明显。

5. 对磁场不均匀性不敏感　与SE序列相同，FSE序列也是利用180°复相脉冲产生回波，180°脉冲可以剔除主磁场恒定不均匀，因而对磁场不均匀性不敏感。这一特点的优点在于磁化率敏感伪影不明显；缺点在于不利于一些能够增加磁场不均匀的病变如出血等的检出。

6. 能量沉积增加　FSE的序列结构为90°脉冲激发后利用连续的180°复相脉冲激发产生回波。180°脉冲能量很大，如此大的能量连续激发，传递到人体组织的能量将在短时间内很快积聚，特殊吸收率（specific absorption ratio，SAR）将明显升高，可引起体温升高等不良反应，这在高场强的MRI仪中将表现得更为突出。ETL越长，ES越小，SAR值增加的越明显。

九、快速自旋回波序列的临床应用

FSE序列在临床上已经得以广泛应用，FSE序列可分为FSET_1加权图像序列、短ETL FSET_2加权图像序列、中等ETL FSET_2加权图像序列、长ETL FSET_2加权图像序列等四种，下面我们逐一介绍其临床应用。

1. FSET_1加权图像序列　通常选择较短的ETL，因为ETL越长，填充k空间的回波中TE长的回波信号越多，因而将增加T_2弛豫对图像的污染，降低T_1对比。对于FSET_1加权图像序列来说，应该把回波链中第一回波信号填充在k空间中心（选择最短的有效TE），以尽量减少T_2弛豫对图像对比的影响。FSET_1加权图像序列的TR通常为300~500ms，有效TE常为8~15ms，ETL常为2~4。根据需要可调节上述参数。

FSET_1加权图像序列的优点主要是相对SET_1加权图像序列来说，采集时间缩短，甚至可以进行屏气扫描。如ETL＝4，TR＝300ms，相位编码步级＝160，NEX＝2，则TA＝0.3s×（160/4）×2＝24s，屏气扫描完全是可行的。

FSET_1加权图像的缺点如下。

（1）由于受T_2弛豫的污染，图像的T_1对比不如SET_1加权图像序列；

（2）FSE的模糊效应；

（3）扫描速度还是比梯度回波序列慢，需要屏气扫描时，一次屏气能够扫描的层数有限。

FSET_1加权图像序列的主要用途如下。

（1）对T_1对比要求相对较低的部位，如脊柱、大关节、骨与软组织等；

（2）患者耐受能力较差，要求加快扫描速度时；

（3）当对 T_1 对比要求较高时，如进行脑组织及腹部脏器 T_1 加权图像，一般不采用 $FSET_1$ 加权图像序列。

2. 短 ETL 的 $FSET_2$ 加权图像序列 ETL 为 2 ~ 10，实际应用中 ETL 通常为 5 ~ 10。短 ETL 的 $FSET_2$ 加权图像序列具有以下优点。

（1）与 SE 序列相比，成像速度明显加快，根据选择的扫描参数不同，TA 一般为 2 ~ 7min；

（2）由于回波链较短，其 T_2 对比较好，接近于 SET_2 加权图像；

（3）对磁场不均匀性不敏感，没有明显的磁敏感性伪影。

短 ETL 的 $FSET_2$ 加权图像序列的主要缺点是扫描速度还不够快，用于体部成像时容易产生运动伪影。短 ETL 的 $FSET_2$ 加权图像序列是在临床上最常用的 T_2 加权图像序列之一，主要用于对 T_2 对比要求较高的部位，具体序列如下。

（1）颅脑 T_2 加权图像常规序列；

（2）配用呼吸触发和脂肪抑制技术后作为腹部脏器 T_2 加权图像常规序列。

3. 中等 ETL $FSET_2$ 加权图像序列 ETL 为 10 ~ 20。与短 ETL FSE T_2 加权图像序列相比，中等 ETL 的 $FSET_2$ 加权图像序列的特点如下。

（1）扫描速度更快，根据成像参数的不同，TA 一般为 1 ~ 4min；

（2）由于 ETL 比较长，图像的 T_2 对比不及短 ETL FSE T_2 加权图像序列。

中等 ETL 的 $FSET_2$ 加权图像序列主要临床用途如下。

（1）对 T_2 对比要求相对较低，主要显示解剖结构的部位，如脊柱、骨关节等；

（2）脏器内在的 T_2 对比好，并要求 T_2 权重较重的部位，如前列腺等。

4. 长 ETL 的 $FSET_2$ 加权图像序列 ETL 大于 20，实际应用中通常为 20 ~ 32。长 ETL 的 $FSET_2$ 加权图像序列的特点如下。

（1）成像速度快，根据所选用的参数不同，TA 可为 20s 至 3min，因此可以进行屏气扫描；

（2）由于 ETL 较长，图像模糊更明显，且 T_2 对比降低；

（3）屏气扫描时，屏气不好仍有明显运动伪影。

长 ETL 的 FSE T_2 加权图像序列主要用于以下情况。

（1）体部屏气 T_2 加权图像，主要用于呼吸节律不能很好控制导致呼吸触发短 ETL $FSET_2$ 加权图像失败的病例；

（2）水成像，配用呼吸触发技术可进行腹部水成像如 MR 胰胆管成像（MRCP）、MR 尿路成像（MRU）等。

第五章　频率编码和相位编码

第一节　频率编码

假设患者处于外磁场 B_0 中，外磁场与 z 轴方向相同，通过施加梯度场 G_z，使得射频脉冲在 $z=z_0$ 处选出一个垂直于 z 轴的薄层。在射频脉冲结束时，该层面中的自旋核都有相同的进动频率和相同的初相位。虽然可以接收到来自该层面的自由衰减信号，但是该信号在横向和纵向的位置信息并不知道。为了得到该层面在 x 方向的位置信息，在 x 方向施加一个 G_x 梯度，即频率编码梯度（也称读出梯度）。以具有三行三列的层面为例来说明如何得到该层面的 x 方向的位置信息。由于该层面里的自旋核均以相同的频率同相进动，记此频率为 ω_0。每个像素包含不同数量的自旋核，这就导致了每个像素的信号幅值不尽相同，记第 i 行第 j 列像素信号为

$$a_{ij}=f_{ij}(\omega_0,\varphi_0)\,,1\leqslant i,j\leqslant 3$$

即 i 行 j 列像素中的自旋核以频率 ω_0 和初相位 φ_0 进行振荡。最后得到的信号将是来自每个像素信号之和，即 $\sum\limits_{i=1}^{3}\sum\limits_{j=1}^{3}a_{ij}$，它是一个不能区分空间位置的整个层面的信号。

在 x 方向上应用频率编码梯度来观察每个像素频率的变化情况。中心列的像素不会受到梯度变化的影响，因此它们将保持相同的频率 ω_0，中线右侧列的像素由于处在更高的磁场强度内，这一列的自旋核将以更高的频率振荡，记该频率为 ω_0^+，中线左侧列的像素处于稍低一些的磁场强度内，其中的自旋核以较低的频率进动，记其频率为 ω_0^-。记 $a_{i1}^-=f_{i1}(\omega_0^-,\varphi_0)$，$a_{i3}^+=f_{i3}(\omega_0^+,\varphi_0)$，$1\leqslant i\leqslant 3$。现在得到的信号仍然是所有像素的信号之和，每一列像素的信号频率不同，把同一列的信号相加得

$$a_{\cdot 1}^-=\sum_{i=1}^{3}a_{i1}^-\,,a_{\cdot 2}=\sum_{i=1}^{3}a_{i2}\,,a_{\cdot 3}^+=\sum_{i=1}^{3}a_{i3}^+.$$

此时接收到的层面信号为 $a_{\cdot 1}^-+a_{\cdot 2}+a_{\cdot 3}^+$。注意观察施加 G_x 梯度前后，层面信号的频率变化，施加频率编码梯度前，层面信号具有单一频率 ω_0，在 x 方向施加 G_x 梯度后，由于坐标 x 不同的自旋核所受到的磁场强度不同，其进动频率也就不同（见图 $5-1$），采集到的层面信号就含有多种频率成分，频率编码就是通过使 x 方向不同位置的自旋

核具有不同的频率来进行位置识别的，即中心频率来自于中心列，较高的频率来自于右边列，较低的频率来自于左边列。频率编码通过频率与位置具有的一一对应关系把层面矩阵分成不同的 3 列，即完成了 x 方向的定位工作。接下来要做的事情是将每一列分解为它们各自的 3 个像素，即在 y 方向上的定位工作，也就是相位编码。

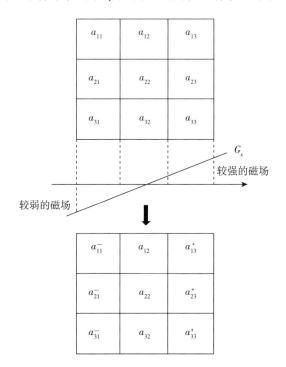

图 5 - 1　当层面处于频率编码梯度场时，层面的每列将会产生不同的频率

第二节　相位编码

空间定位的一般顺序是选层、相位编码和频率编码，即相位编码是在选层和频率编码之间进行的。相位编码梯度场的作用是改变不同位置回波信号的相位，使自旋核轻微散相。信号散相程度与相位编码梯度场方向的坐标位置成正比，相位编码梯度场越大，散相效应越明显。

相位编码就是利用相位编码梯度场造成质子有规律的进动相位差，然后以此相位差来标定层内像素位置的方法。设 y_1，y_2，y_3 是相位编码方向上 3 个相邻的像素，开始时，3 个像素上的磁化向量 M_1，M_2，M_3 均有相同的相位，并以相同的频率进动。当相位编码梯度开启时，各像素上的磁化向量将以不同的频率进动，y 坐标越大，质子的进动速度越快。设相位编码梯度持续时间为 t_y，则 3 个磁化向量之间产生了一定的相位差（见图 5 - 2）。

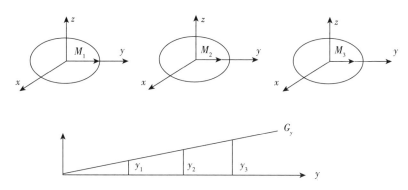

图 5 - 2　施加相位编码梯度场前位于 y_i 处的横向从磁化向量 M_i，$1 \leqslant i \leqslant 3$ 及 G_y 梯度

当相位编码梯度关闭时，各像素的磁化向量置于相同的外磁场中，其进动频率恢复至 G_y 作用前的数值（同频），但 G_y 所诱发的进动相位差却被保留下来。从这个意义上讲，相位编码通过梯度场对所选层面内各行间的像素进行相位标定。从而实现了行与行间像素位置的识别（见图 5 - 3）。

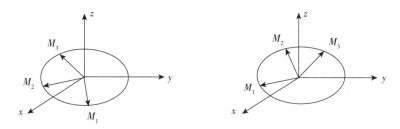

图 5 - 3　施加相位编码梯度场后 3 个磁化向量因进动频率不同而产生相位差，关闭梯度场后经过一段时间，这种相位差依然保持

在每个数据采集周期中，相位编码梯度只是瞬间接通，有多少个数据采集周期，该梯度就接通多少次，梯度脉冲的幅度也就变化多少次（每次施加时采用的梯度值均不同）。对于 128 × 128 的图像来说，就需要 128 个相位编码才能完成（见图 5 - 4）。

现在对图 5 - 5 所选定的层面的 y 方向施加一个 G_y 梯度，其上方一行的像素中的自旋核将处于较高的磁场强度中，它们将均以更快的频率进动，两两之间将会保持相同的相位。中间一行像素中的自旋核所处的磁场强度没有发生变化，所以在施加梯度后相位不会变化。它们将保持和施加梯度前一样的相位。其下方一行像素中的自旋核将处于较低的磁场强度之中，它们将会以更慢的频率进动，两两之间也会保持相同的相位。

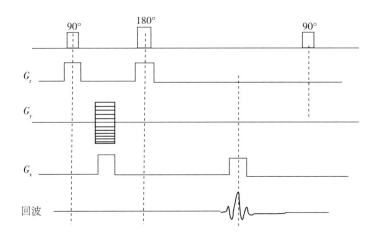

图 5 - 4 在选层梯度和频率编码梯度之间施加相位编码梯度

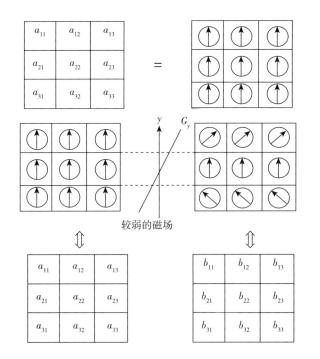

图 5 - 5 在施加相位编码梯度前后, 层面像素各行相位的变化

用时钟图来表示选定层面内各像素中自旋核的相位变化, 在施加相位编码梯度前, 各像素中自旋核具有相同的相位, 时钟中的箭头都指向上方。施加梯度场后, 虽然各行像素间两两保持相同的相位, 但上一行像素中的自旋核以更高的频率进动, 它与中间行像素中自旋核将会形成一定的相位差。同样下一行像素中的自旋核以较低的频率进动, 它也与中间行像素的自旋核形成一定的相位差。记

$$b_{1j} = f_{1j}(\omega_0, \varphi_0 + \Delta\varphi), b_{2j} = a_{2j}, b_{3j} = f_{3j}(\omega_0, \varphi_0 - \Delta\varphi), 1 \leqslant j \leqslant 3$$

相位编码梯度一旦关闭，全部的自旋核将再次处于相同的磁场强度中，因此它们将再次以同样的频率进动，但各行的自旋核之间发生了永久性的相位偏移，并且这种偏移将持续保持。这样已经在各行像素信号间造成了不同的相位，空间方位上上下行的区别就用行间信号的相位来体现，这就是相位编码。

相位编码梯度场使中间行各像素的磁场不受梯度场的影响，使上方行各像素信号的相位为 $\varphi_0 + \Delta\varphi$，使下方行各像素的信号的相位为 $\varphi_0 - \Delta\varphi$。由于 G_y 梯度是在读出信号前开启的，所以当读出信号时，需要施加 G_x 梯度。在 G_x 梯度开启时，中间一列像素中的自旋核不会经历任何进动频率的改变，右侧一列像素中的自旋核将以更快的频率进动，左侧一列像素中的自旋核将以较低的频率进动。虽然同一列的像素中自旋核以相同的频率进动，但同一列中各行像素中的自旋核形成了一定相位偏移（见图 5 - 6）。记

$$c_{11} = f_{11}(\omega_0^-, \varphi_0 + \Delta\varphi), \quad c_{12} = f_{12}(\omega_0, \varphi_0 + \Delta\varphi), \quad c_{13} = f_{13}(\omega_0^+, \varphi_0 + \Delta\varphi)$$

$$c_{21} = f_{21}(\omega_0^-, \varphi_0), \quad\quad\quad c_{22} = f_{22}(\omega_0, \varphi_0), \quad\quad\quad c_{23} = f_{23}(\omega_0^+, \varphi_0)$$

$$c_{31} = f_{31}(\omega_0^-, \varphi_0 - \Delta\varphi), \quad c_{32} = f_{32}(\omega_0, \varphi_0 - \Delta\varphi), \quad c_{33} = f_{33}(\omega_0^+, \varphi_0 - \Delta\varphi)$$

这样在施加了 G_z，G_y，G_x 梯度后，层面内每个像素中的自旋核在水平方向的位置可以用频率来识别，铅直方向的位置可以用相位来识别，从而实现了每个像素信号层内定位的目的。把层面内所有像素信号叠加起来，就得到该层面的一个信号。

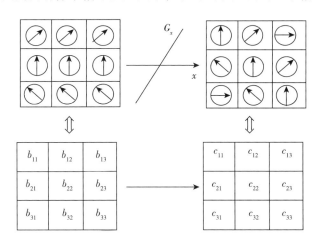

图 5 - 6　在 G_y 梯度（左图）和 G_x 梯度（右图）施加后，每一个像素具有不同的频率和相位

为了对信号进行空间编码，必须在变化梯度的同时多次施加射频脉冲，从而得到多个 FID 信号或者其他信号（比如自旋回波信号）。当把所有的 FID 信号按照一定的顺序（图 5 - 7 所示的顺序）放在一起，就能够构建一幅图像。仅仅施加一次射频脉冲，只能得到一个信号，单独一个信号自然无法构建一幅图像。为了构建图像需要多次施加相位编码梯度场，每个相位编码梯度场对应不同程度的相位偏移，行与行之间

的相位偏移不一样，每次按一定的相位偏移进行编码。每次编码的相位偏移为 $\Delta\varphi = \dfrac{2\pi}{N_p}$，其中 N_p 为成像图像的行数。例如设置图像为 256 行，则需要进行 256 次相位编码，每次编码的相位偏移为 $1.45°$。

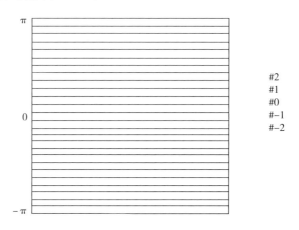

图 5 - 7　相位编码的行数与相位差

如图 5 - 7 所示，中央行是 0 相位编码信号，即没有使用相位编码梯度场，因此没有因梯度场产生相位偏移，接着进行频率编码。#1 行编码在梯度强度为 G_{p1} 的相位编码梯度场作用下发生 $1.45°$ 相位偏移，继而进行频率编码。#2 行编码在强度为 G_{p2} 的相位编码梯度场作用下产生 $2 \times 1.45°$ 的相位偏移，继而进行频率编码。正向相位编码梯度场幅度依次按 $1.45°$ 步长增加，直到相位偏移达到 π，每次相位编码后，接着进行频率编码。负向相位编码梯度场产生负的相位偏移，例如# - 1 行编码在梯度幅度为 $- G_{p1}$ 的相位编码梯度场的作用下产生 $- 1.45°$ 的相位偏移，# - 2 行编码在梯度幅度为 $- G_{p2}$ 的相位编码梯度场的作用下产生了 $- 2 \times 1.45°$ 的相位偏移。负向相位编码梯度场幅度依次按 $- 1.45°$ 步长增加，直到相位偏移达到 $- \pi$，每次负向相位编码后，都接着进行频率编码。由 $- \pi$ 到 π 完成一个周期的相位编码和频率编码。

图 5 - 8 所示的层面是一个三行三列矩阵，在进行相位编码时，每行之间的相位偏移为 $\Delta\varphi = \dfrac{360°}{3} = 120°$。因此在中间行不会发生相位偏移，在上边一行，相位偏移将是 $120°$，在下边一行，相位偏移将是 $- 120°$（和 $240°$ 的位置一样）。因为施加了相位编码梯度场，每一行里的像素都有各自不同的相位偏移，第一行各像素有 $120°$ 的相位偏移，第二行各像素不发生相位偏移，第三行各像素有 $- 120°$ 的相位偏移。同样因为施加了频率编码梯度，每一列的像素都有各自不同的频率。第一列各像素的频率为 ω_0^-，第二列各像素的频率为 ω_0，第三列各像素的频率为 ω_0^+。由于该层面有三行像素，我们将进行三次相位编码。

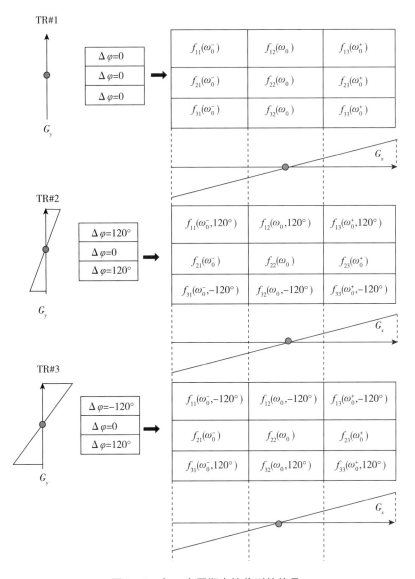

图 5-8　每一个周期内接收到的信号

　　每一次单独进行的相位编码都是在两个射频脉冲间的时间间隔进行的，这个时间称为脉冲重复时间（repetition time，TR）。该层面的信号都是一个新的自旋回波，它在新的 90°脉冲之后都要花费 TR 时间。伴随每一个新的相位编码步骤，就需要改变 G_y 梯度的大小。在第一个 TR 时间，各行之间相位编码梯度为零，无相位偏移，接下来在 x 方向施加频率编码梯度 G_x，得到了每列像素的频率差。在第二个 TR 时间施加了一个相位编码梯度，使各行之间产生了 120°的相位偏移，随之在 x 方向施加频率编码梯度，在各行之间具有 120°相位偏移的前提下获得了各列之间的频率差。在第三个 TR 时间施加了一个更大的相位编码梯度，使各行之间产生了 -120°（或 240°）的相位偏移，然后在 x 方向施加频率编码梯度场。接下来继续施加相位编码梯度，使各行之间产生 $240° + 120° = 360°$ 的相位偏移，这与第一次相位编码得到的信号相同。

第三节　k 空间

k 空间是存放 MR 信号的一个储存区域，也是傅里叶变换的频率空间。其空间坐标以空间频率为单位。所谓空间频率是指沿空间某一方向单位距离内波动的周期数，用周期数/厘米或 Hz/cm 表示。在 2DFT 成像方法中，x 和 y 方向各用一个傅里叶变换进行空间编码，分别称为频率编码和相位编码，采样得到的数据常用 k 空间的概念进行处理和分析。对 k 空间的数据进行一次傅里叶逆变换就得到所需图像的数据。k 空间两个坐标轴 k_x 和 k_y 分别为信号在频率编码和相位编码方向上的空间频率。在数据收集过程中，相位编码梯度 G_y 是以一定的增量随周期的重复而不断变化的，由梯度场与空间频率的关系知，在 k_x 或 k_y 等于零处，正是梯度场的数值为零处，其信号幅度最强。随着坐标绝对值的增大（梯度场加大），各点处的空间频率相差较大，信号幅值越来越小。这表明 k 空间原点附近主要反映了图像的信号强度，从而是对比度的决定因素。而 k 空间周边的数据主要与图像的细节有关，显然 k_x 和 k_y 值越大，信号的空间分辨率就越高，即 k 空间覆盖的面积越大，图像的空间分辨率就越高（见图 5 - 9）。

通常把 $k_y = 0$ 的线称为零傅里叶线，临近零傅里叶线和远离零傅里叶线的 k_y 线分别称为低频傅里叶线和高频傅里叶线，它们所分布的 k 空间区域分别称为低频傅里叶空间和高频傅里叶空间。在数据采集期间，原始数据被依次地写入 k 空间。数据写入的路径，称为 k 空间轨迹，它完全取决于扫描序列中梯度脉冲的时序。迂回轨迹和放射性轨迹都是常见的轨迹形式，这些轨迹正是构成各种快速成像序列数据采集策略的基础。通过改变读出和相位编码两个方向上的梯度场强度或梯度持续时间，就可以遍历整个 k 空间。习惯上，将 k 空间的数据写入过程称为 k 空间的标记。一般采用从左向右进行标定，标满 n 条线的 k 空间，需要 n 次相位编码，即 n 次激发。在常规的扫描中，数据采集（频率编码）期间相位编码梯度 G_y 保持不变，所得数据沿 k_x 方向存放。相位编码梯度场的改变将使采样移至下一条傅里叶线，因此序列中有多少个相位编码梯度，k 空间就有多少条傅里叶线，二者是一一对应的。每条傅里叶线上的数据数，即 k_x 方向的点数取决于频率编码方向上的采样点数。在 k 空间 k_x 方向的数据一般由回波信号采样所得，回波的形状是对称的，又根据相位编码的特点可知 k 空间的数据对称于 k_x 和 k_y 轴。

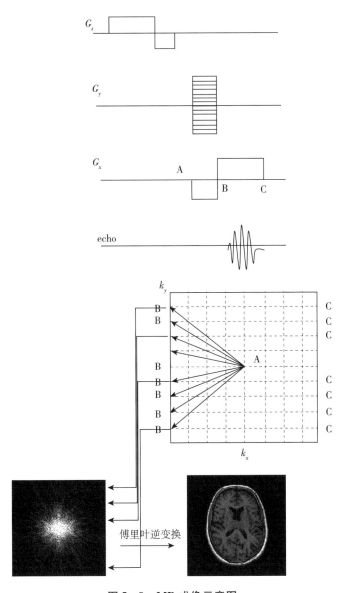

图 5 – 9　MR 成像示意图

（上图）梯度回波序列及回波信号在 k 空间的填充轨迹；（下图）对每次检测的信号进行相位编码
和频率编码后，按一定的顺序排列到 k 空间，然后对 k 空间的数据进行傅里叶逆变换，即得某层面
的 MR 图像

图 5 – 10 表示双回波 SE 序列的时序与数据获取的关系。图中的 180° 脉冲用以生成
第二个回波信号。为了进行频率编码，在每个回波信号出现时都采用了读出梯度。但
是相位编码梯度只在序列开始时应用一次，也就是说，每个回波信号都是在同样的相
位编码梯度下获取的。这两个回波信号的数据被分别送往两个原始数据空间，形成两
幅 TE 值不同，其他参数都相同的图像。

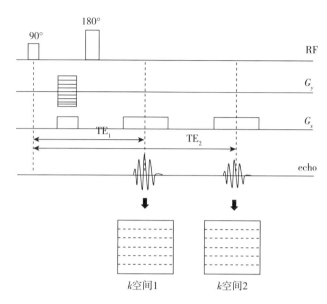

图 5 - 10 双回波 SE 序列的数据采集：不同回波存入不同的 k 空间

每次采集所收集的数据标记各回波 k 空间的一条线，序列每重复一次，相位编码梯度的值就按一定的增量变化一次，再对下一步的回波信号进行采样。如此反复，直到 k 空间被原始数据所充满。多回波 SE 序列的 k 空间标记过程与此类似。

在传统的双回波和多回波序列中，每个回波是在同一相位编码梯度下采样并送入不同的 k 空间以重建出多幅图像。但在快速 SE 序列中，每个回波具有不同的相位编码梯度，且每次激发所得到的数条傅里叶线（由数个回波信号产生）被送往同一 k 空间以重建同一幅图像。图 5 - 11 所示的序列在每个扫描周期将在同一 k 空间产生 7 条傅里叶线。当回波数增加时，仅用一个或数个序列执行周期就可以填满整个 k 空间，从而获得一幅完整的图像。因此利用这种每个扫描周期产生数条数据线的序列，可使扫描速度成倍提高。

如对一个 245×245 的图像，用传统 SE 回波序列生成图像，假设 TR = 3000ms，NEX = 1，那么图像的扫描时间为 TR × 相位编码数 × NEX = $3000 \times 245 \times 1 \approx 12.2$m。

如果利用 ETL = 7 的 FSE 序列，TR 仍为 3000ms，那么图像的扫描时间为

$$[TR \times 相位编码数 \times NEX]/7 = [3000 \times 245 \times 1]/7 \approx 1.7ms$$

在快速 SE 序列中（图 5 - 11），每个回波信号的数据被顺序地置入 k 空间，回波 1 位于 k 空间的底部（高频傅里叶行），回波 2 在上部与之相邻，回波 3 在上部与回波 2 相邻，回波 4 位于 k 空间的中心行（零傅里叶行），回波 5 在上部与回波 4 相邻，回波 6 在上部与回波 5 相邻，回波 7 位于最上部。在下一个 TR 中，仍然选择第四个回波接近于零梯度的相位编码梯度场，而其余回波的相位编码梯度也令接近于它们之前各自

的梯度值，所以在这个 TR 中，所获得的最大信号仍然来自于第四个回波，而从其他回波获得的信号将会逐渐减弱。

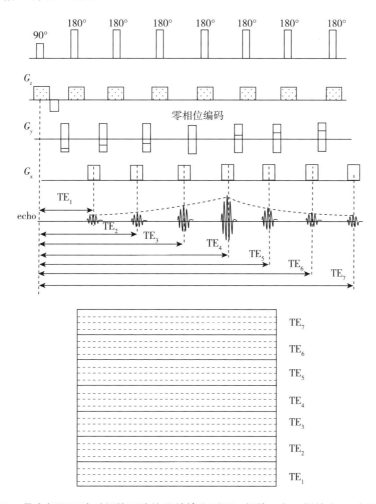

图 5 – 11　具有相同回波时间的回波信号被填充到同一板块，每一板块有 35 个回波信号

对于一个 245 × 245 的图像，每一 TR 时间内，在 k 空间可以填充 7 条傅里叶线，重复这个过程 35 次，即可填满整个 k 空间。这样把 k 空间分为 7 个板块，从第四个回波所获得的信号（从第一个 TR 到第 35 个 TR）将会全部填充到 k 空间的中心板块，而从其他回波获得的信号将会填充到 k 空间的其他板块，即具有相同回波时间的回波信号将被填充到同一板块。相位编码梯度逐渐增大的回波（信号更弱）填充到离中心板块更远的板块，而相位编码梯度逐渐减弱的回波（信号更强）被填充到离中心板块更近的板块。所以最强信号来自于 k 空间的中心，而较弱信号来自于 k 空间的边缘。如图 5 – 11，ETL = 7，那么 k 空间就会有 7 个板块，每个板块会有 35 行，代表了 35 次激发。每个板块则对应每次激发中一个不同的自旋回波。

第六章　基于压缩感知的磁共振成像

在磁共振成像应用领域中，如何提高成像速度是重要的研究课题。由于磁共振成像数据的收集受磁共振仪的梯度场强度、切换率和患者神经刺激程度等限制，所以目前出现了许多在没有恶化图像质量的前提下，缩减数据采样量来重构磁共振图像的方法。基于压缩感知原理，对频域信息进行随机部分采样，然后采用数学最优化方法进行重构就是一种有效的磁共振成像方法。

对 k-space 进行欠采样，奈奎斯特准则将被破坏，傅里叶系数重构将会出现混叠效应。缩减数据采样量重构磁共振图像的方法主要目的就是减轻欠采样造成的混叠效应。这些方法主要分为 3 类：①降低信噪比方法，这种方法使生成的图像失真信息之间具有不相干性或从视觉角度几乎识别不出图像失真；②利用 k-space 空间中的冗余信息如部分傅里叶变换进行并行磁共振成像方法；③利用空域或时域冗余进行磁共振成像方法。

本章将利用隐含在磁共振图像中的稀疏性，将上述的第一类方法和第三类方法组合起来建立压缩感知磁共振重构方法。隐含的稀疏性又称稀疏变换，即让感兴趣的目标区域在已知确定的数学变换域中具有稀疏表示。这里所说的稀疏是指图像中具有很少的非零像素点。例如，血管图像在像素表示中极其稀疏。更多复杂的医学图像或许在像素表示中并不稀疏，但是可以进行稀疏变换，因为这类图像按照空间全变分变换、小波变换或其他稀疏变换角度来看都具有稀疏表示。

稀疏性是一种生成有限支撑图像内容的强有力约束。这就是为什么图像空间中的支撑约束如感受野和带通抽样能够成为 k-space 空间中更稀疏抽样的原因。稀疏约束具有广泛性，非零系数不需要被限制在特定的区域内。而稀疏变换更具有一般性是由于稀疏性是仅在变换域而不是原始图像域中凸显。在合适的条件下，稀疏约束能够使 k-space 空间抽样更加稀疏。

由于磁共振成像中数据压缩的必要性使得稀疏变换的应用成为可能。自然图像对很少或缺少视觉信息的压缩结果非常敏感。医学图像压缩同样如此。常见的基本图像压缩方法有 JPEG 和 JPEG-2000 是利用离散余弦变换（discrete cosine transform，DCT）和小波变换（wavelet transform，WT）来实现的。这些变换对图像压缩非常有用，因为它们将图像内容变成了稀疏系数向量。标准的压缩方法就是把较少的重要系数进行编码存储，然后进行解码和重构图像。

对真实图像压缩算法的广泛使用会产生一些问题：①既然通过忽略不重要的变换系数使图像得到压缩，是否有必要在成像过程中获得所有的抽样数据呢？②能否直接从少量的数据测出压缩信息并保持与用完备的抽样数据重构出同样的图像呢？③对于磁共振成像既然其抽取的是傅里叶变换系数而不是图像像素，那么小波变换或余弦变换是否能够通过抽取部分 k-space 空间数据进行磁共振图像压缩和重构呢？对于这些问题的解决需要建立基本的数学理论来进行精确求解。压缩感知理论就是解决以上问题的重要理论工具。按照压缩感知理论，如果图像具有变换稀疏性，而且在变换域中 k-space 抽样数据之间具有不相关性，那么通过频域随机抽样和合适的非线性重构方法可以恢复出磁共振图像。

第一节　压缩感知

压缩感知理论基于信息论和逼近论于 2004 年由 E. J. Candes、J. Romberg、T. Tao 和 D. L. Donoho 等人提出。在远小于 Nyquist 采样率的条件下，随机获取信号的离散样本，然后通过非线性重建算法重建出完备的信号。对于磁共振成像，压缩感知采样是随机抽取 k-space 样本即傅里叶变换系数。于是通过压缩感知方法能够从部分 k-space 数据而不是全部 k-space 数据几乎精确重建出磁共振图像。

压缩感知方法要求具有 3 个条件：①要重构的图像在变换域中具有稀疏表示即具有可压缩性，②由 k-space 欠采样导致的混叠效应在变换域中是不相关的，③非线性重构不仅能够体现图像的稀疏表示而且与收集的采样数据具有相容性。压缩感知需要具备的这 3 个条件之间的关系如图 6-1，它显示了图像域、k-space 域和变换域以及压缩感知进行非线性重建之间的运算关系。

为了能理解压缩感知磁共振成像的不相关性和可行性，给出一个例子加以说明，如图 6-2。图 6-2 是随机 k-space 欠采样稀疏数据的重构示意图。图 6-2A 是一维稀疏信号，其抽样长度为 256。图 6-2B 稀疏信号的 k-space 信息。图 6-2C 是采样率为 8 的等间距欠采样数据。图 6-2D 是采样率为 8 的随机欠采样数据。图 6-2E 是对图 6-2D 表示的随机欠采样数据进行阈值处理。图 6-2F 表示的是阈值后检测出来的结果。图 6-2G 表示的对检测干涉的计算结果。图 6-2H 表示检测干涉结果的丢失。从图 6 - 2E 到 6 - 2H 就是一个合理的磁共振成像重建过程。它由阈值过程、恢复强度特征信息过程、计算由强度特征信息而引起的干涉信息过程和去除干涉信息过程组成。通过不断重复迭代这些过程，就可以恢复出信号缺少的剩余信息。这类方法是由 D. L. Donoho 等人提出的一种用于压缩感知磁共振成像重构的一种快速逼近方法。

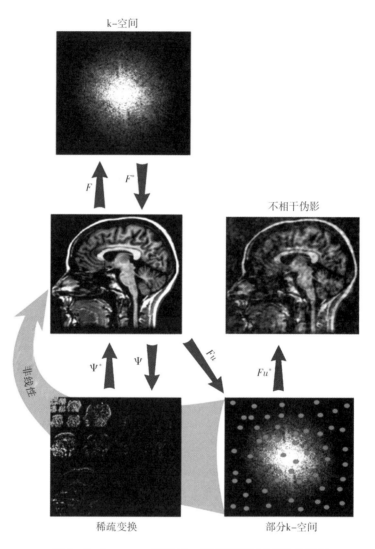

图 6 - 1 *k*-space、图像域、稀疏变换和不相关性及与压缩感知非线性重建之间的运算关系

F：傅里叶变换；*Ψ*：稀疏变换；*Fu*：傅里叶变换后的图像数据

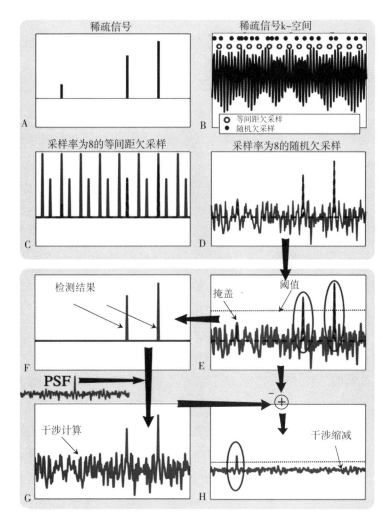

图 6 – 2 随机 k–space 欠采样稀疏数据的重构示意图

第二节 稀疏性

从数学角度来看，有两种方法可以表示稀疏系数向量概念。一种是强稀疏，另一种是弱稀疏。强稀疏就是系数向量中的大部分分量等于零，很少部分分量是非零。弱稀疏就是系数向量中的大部分分量虽然不等于零但量值非常小。对于真实的磁共振成像数据，经过稀疏变换很难获得为强稀疏结果。所以在磁共振成像中，经常使用弱稀疏模型作为研究对象。从压缩感知的数学分析来看，当假设是强稀疏时，变量值越大强稀疏就越明显。因此，在压缩感知磁共振成像领域中稀疏模型就存在强稀疏模型和弱稀疏模型。

一、稀疏变换

稀疏变换就是将图像数据向量变换成稀疏向量。最近几年，有很多方法用来研究图像的稀疏表示。例如，分片不变图像可以通过空间有限差分变换实现稀疏表示。有限差分变换就是计算临近像素之间的差。事实上，远离边界的图像数据经过差分计算都变为零。现实生活中的 MR 图像并不具有分片光滑属性。然而在一些问题处理中，边界位置的信息是最重要的信息，如血管造影图片。边界信息通常是有限差分计算而形成的稀疏表示结果。

自然界中的真实图像在余弦变换域和小波变换域中是稀疏的。余弦变换是 JPEG 图像压缩和 MPEG 视频压缩的核心内容，它在日常生活中数亿计次来压缩图像和视频。小波变换目前被用于 JPEG-2000 图像压缩标准。小波变换是图像的多尺度表示。粗尺度小波变换系数表示图像的低分辨率特征信息，而细尺度小波变换系数表示图像的高分辨率特征信息。每一个小波系数同时描述了空间域信息和频率域信息。

因为图像的有限差分计算是高通滤波器操作运算，因此有限差分变换有时被认为没有粗尺度操作的细尺度小波变换。

稀疏表示不仅限于静态图像。许多静态图像可以被压缩 5 ~ 10 倍而不失视觉信息的感知性能，然而对视频如果压缩 5 ~ 10 倍就会失去视觉感知效果。这种视频特性在 MPEG 视频可以得到证实。如果将 MPEG 电影压缩 5 ~ 10 倍就会造成电影内容的分片信息不变或剧烈振荡。所以电影一般采用时间域差分稀疏而不是通过空间域稀疏进行稀疏变换。动态 MR 图像序列作为一种特殊的视频也是可以高度可压缩的。例如，动态心脏 MR 图像具有拟周期性，因此它们的傅里叶变换是稀疏的。一些功能性 MR 实验中大脑激活的血流动力学反应也可以通过时间域的傅里叶变换进行稀疏处理。

二、MR 图像的稀疏性

MR 图像的稀疏性可以通过对完全采样的磁共振数据进行稀疏变换来实现。有了磁共振数据的稀疏变换系数，然后从一些最大的变换系数就可以重构出磁共振图像的重要信息。图像的稀疏性就是足以重构出具有诊断质量的图像所需变换系数的百分比。当然，诊断质量是一种主观评价。尽管如此，对于一些特别应用，从经验上可以通过临床实验和定量或定性评估图像重构质量来获得图像的稀疏性。现在用图 6 - 3 说明这种处理方法。图 6 - 3 的左边给出的是由全部抽样得到的大脑 MR 图像、颈动脉切片

MR 图像和动态心脏时间剖面序列 MR 图像，中间给出的是大脑 MR 图像的小波变换、颈动脉切片 MR 图像的有限差分变换的和动态心脏时间剖面 MR 图像序列的时间傅里叶变换，右边是分别对 10%、5% 和 5% 的最大变换系数进行反变换重构出的 MR 图像。与左边全部采样得到的 MR 图像相比，右边给出的部分最大变换系数重构出的 MR 图像已经显示出 MR 图像的重要特征信息，具备了临床应用价值。

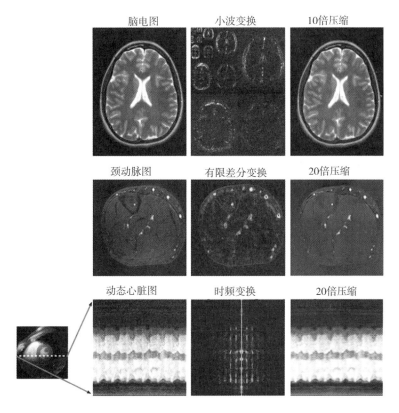

图 6 – 3　全部抽样的 MR 图像、MR 图像的稀疏变换和由部分最大变换系数重构结果

第三节　不相干抽样

随机不相干抽样在压缩感知磁共振成像中具有不可或缺的地位。稀疏变换的不相干混叠干涉对于压缩感知是必要的。随机抽取 k-space 数据是为了简化压缩感知理论的数学证明，特别是为了保证压缩感知精确重构所要求的高度不相干性。

考虑到硬件和物理设备的限制，通过 k-space 轨道采样在所有维度中获得点 k-space 随机采样通常是不可行的。为此，需要设计可行的不相干采样方式来模仿纯随机欠采样的干涉属性来尽可能地快速收集成像数据。目前，有许多方法可以设计不相干轨道采样模式。为了集中和简化讨论内容，主要考虑笛卡尔网格点采样模式。笛卡尔网格点采样模式就是对相位编码进行欠采样，对解码即信息读出进行完全采样。除了笛卡尔网格点采样模式外，还有非笛卡尔轨道采样模式。

笛卡尔网格点采样模式是最广泛使用的采样模式之一。这种采样模式既简单又稳定。用于笛卡尔成像中的非一致相位编码欠采样被认为是一种加速方法，因为这种方法能够生成不相干的图像伪影。图像伪影在压缩感知重构中是非常必要的。相位编码的欠采样提供了在相位编码中的随机性。扫描的时间缩减完全精确地与欠采样率成一定的比例关系。相位编码的欠采样模式实现简单，而且仅对已有脉冲序列作细微修改就可以实现相位编码欠采样。

一、PSF 和 TPSF 分析

设计不相干轨道采样模式，如何保证采样结果是不相干的，对于压缩感知精确重构至关重要。选取不相干采样模式要保证足够随机不相干性。现在给出混叠不相干性的度量方法见图 6 – 4。点扩散函数（point spread function，PSF）是度量不相干性的基本工具。让 F_u 表示欠采样傅里叶变换算子，e_i 表示标准基的第 i 个向量，即第 i 个分量是 1，其他分量是 0 的单位向量。那么 $PSF(i;j) = e_j^* F_u^* F_u e_i$，可以度量第 i 个位置贡献给第 j 个位置的单位像素强度。如果采用奈奎斯特（Nyquist）采样，那么在像素之间就没有干扰并且 $PSF(i;j)|_{i \neq j} = 0$。相反，如果采用欠采样，就会使像素之间产生干扰并且 $PSF(i;j)|_{i \neq j} \neq 0$。这样，一个简单的度量不相干性方法就是最大化旁瓣峰比（sidelobe – to – peak ratio，SPR），即 $\max\limits_{i \neq j} \left| \dfrac{PSF(i,j)}{PSF(i,i)} \right|$。

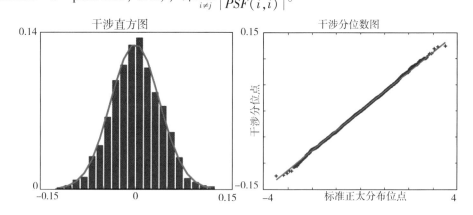

图 6 – 4　随机采样点扩散函数的干涉统计特性经验分析

左图描述的是偏心点扩散函数干涉的高斯分布直方图；右图表示的是相应于标准正态分布分位数（quantile）的偏心点扩散函数干涉分位数（quantile）即干涉统计特性的 QQ 图

2D 笛卡尔网格点随机采样的 PSF 提供了一种比较标准。对于 2D 笛卡尔网格点随机采样模式，$PSF(i;j)|_{i\neq j}$ 的随机性可以用图 6-5A 所示的随机 2D k-space 欠采样描述。经验上可以观察到 $PSF(i;j)|_{i\neq j}$ 的实部和虚部，就像零均值高斯白噪声一样独立发挥作用。这种行为如图 6-4 所示。观察到的 SPR 的标准差依赖于抽样数 N 和欠采样网格点数目 D。对于采样缩减因子 $p=\dfrac{D}{N}$，标准差就是如下公式

$$\sigma_{SPR}=\sqrt{\frac{p-1}{D}} \tag{6.3.1}$$

显然公式（6.3.1）很容易被得到。事实上，PSF 的整个能量是 $\dfrac{N}{D}$，而主瓣的能量是 $\left(\dfrac{N}{D}\right)^2$。所以能量的偏移就是 $\dfrac{N}{D}-\left(\dfrac{N}{D}\right)^2$。对其用欠采样网格点数目 D 和主瓣能量 $\left(\dfrac{D}{N}\right)^2$ 进行规范化处理即 $\dfrac{\dfrac{N}{D}-\left(\dfrac{N}{D}\right)^2}{D\left(\dfrac{N}{D}\right)^2}=\dfrac{D-N}{DN}=\dfrac{\dfrac{D}{N}-1}{D}$。令 $p=\dfrac{D}{N}$，则得到公式（6.3.1）。

稀疏变换中的 MR 图像与时域中的图像相比，它是相当稀疏的。在这种情况下，对不相干性的分析，需要将点扩散函数（PSF）概念推广到变换点扩散函数（transform point spread function，TPSF）。变换点扩散函数是用来度量基本目标的变换系数如何影响欠采样目标的其他变换系数。

用 ψ 表示正交稀疏变换，那么 $TPSF(i;j)$ 可以用以下方程给出

$$TPSF(i;j)=e_j^*\psi F_u^* F_u\psi^* e_i \tag{6.3.2}$$

换言之，变换空间中的在 i 个位置上的点先被变换为图像空间，然后变换为傅里叶空间。在傅里叶空间中进行欠采样，然后变换到图像空间。最后回归到变换域，选取变换域中第 j 个位置的结果。如图 6-5B 显示的是基于正交小波变换的变换点扩散函数示例。$TPSF(i;j)|_{i\neq j}$ 中的旁瓣大小是用来度量采样轨道的不相干性。具有随机噪声统计特性的小 $TPSF(i;j)|_{i\neq j}$ 在压缩感知精确重构是最需要的。

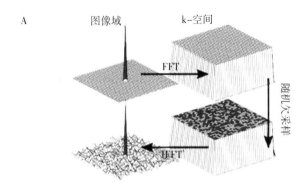

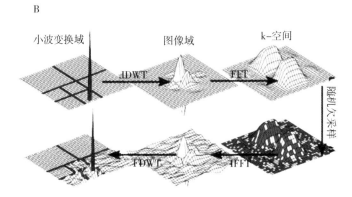

图 6 - 5　点扩散函数 PSF 和变换点扩散函数 TPSF
A. 随机 2D k-Space 欠采样的点扩散函数 PSF；B. 随机 2D 傅里叶欠采样的小波变换点扩散函数 TPSF

二、单切片 2DFT、多切片 2DFT 和 3DFT 成像

基于 PSF 和 TPSF 分析方法，考虑三种笛卡尔抽样模式：单切片 2DFT 抽样模式、多切片 2DFT 抽样模式和 3DFT 成像抽样模式。单切片 2DFT 抽样模式，仅对相位编码进行欠采样，而且仅用于一维干涉扩散。按照公式（6.3.1）计算所得的干涉标准差比具有同样加速因子的纯随机 2D 采样条件下的理论结果大 $D^{1/4}$ 倍。因此，对于 2DFT 抽样模式，期望适当的加速抽样，因为大部分 1D 稀疏已被使用。

在多切片 2DFT 抽样模式中，将 k-space 和图像空间即 $k_y - z$ 空间联合在一起进行采样。具体就是每一切片的不同相位欠采样就是随机对 $k_y - z$ 空间进行欠采样。这种采样方式可以减少一些适当变换如小波变换下 TPSF 中的旁瓣峰，这些适当变换也可以应用到切片维度中。因此，切片维度的稀疏性可用于多切片 2DFT 抽样模式。

图 6 - 6A 及 6 - 6B 显示的是不同切片的欠采样在 TPSF 中具有缩减旁瓣峰的作用。然而，对于小波变换来说，按照旁瓣峰的缩减性，随机对 k-space 和 $k_y - z$ 空间联合采样并不像纯随机 2D k-space 欠采样那样有效。2D k-space 中的纯随机欠采样如图 6 - 6C 所示。当切片是薄而细的间隔时，多切片 2DFT 抽样模式具有有效的采样效果。当切片是厚而宽的间隔时，在切片方向上具有很少的空间冗余性，而且重构性能将缩减为单切片 2DFT 欠采样效果。具有压缩感知的欠采样可以用来弥补这一缺陷，无需增加扫描时间就可以获得薄切片欠采样效果。

3DFT 轨道随机采样是一种首选的采样方式。它能够对 2D 相位编码平面 $k_y - k_z$ 进行随机欠采样并能够从理论上取得高度 2D 不相干性。另外，2D 稀疏性被充分利用后，图像能够进行 2D 稀疏表示。与 2D 成像模式相比 3D 成像模式特别受欢迎的原因是它优先考虑缩减扫描时间和整个成像时间。图 6 - 6C 显示的是 3DFT 轨道欠采样模式及其小波变换点扩散函数（TPSF）。与平面 2DFT 欠采样模式相比，3DFT 轨道欠采样模式的小波系数的峰值干涉明显地下降了。

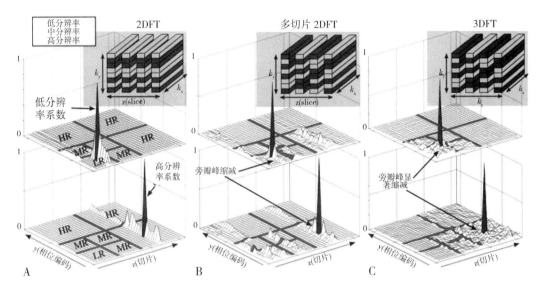

图 6 - 6 **k-space** 采样模式和相应的小波变换点扩散函数（**TPSF**）和粗细尺度小波系数
A. 随机相位编码欠采样扩散；B. $k_y - z$ 平面欠采样扩散；C. $k_y - k_z$ 相位编码欠采样扩散

三、变密度随机欠采样

到目前为止，不相干分析都是假设很少非零元素是从变换表示域中被随机分散排列。实际上，自然图像的变换表示呈现的是一种非随机结构。首先，大部分图像能量集中在 k-space 的原点处。而且使用小波分析方法可以观测到小波变换后的粗尺度成分与细尺度成分不再稀疏。图 6 - 7A 显示的是一致随机欠采样对粗尺度系数的影响比细尺度系数的影响要大。粗尺度小波变换系数大部分消失在干涉过程中，导致的是图像的低分辨率干涉具有相关性。

这些观测结果表明，为了使现实图像具有更好的重构性能，应该在 k-space 原点附近尽量较少的欠采样，而在 k-spacc 原点外围尽量较多的欠采样。例如，可以选取与原点之间距离的幂方作为抽样密度尺度因子进行随机抽样。经验表明，选取密度尺度因子为 1 至 6 进行采样可以大大缩减整个干涉效应，并且对于重构迭代算法既可以保证有好的重构质量，又可以使算法具有较快的收敛性。最优的抽样密度因子是一个公开问题，目前还在研究过程中。图 6 - 7B 表明使用可变密度尺度算法显著地缩减了粗尺度变换系数的干涉效应，最终取得了整个图像的相干性和一致性。

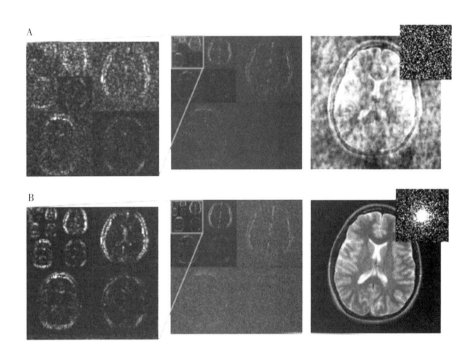

图 6 - 7　不同欠采样模式下的干涉效应

A. 一致随机欠采样导致的相关性干涉；B. 变密度欠采样导致干涉效应缩减

四、其他不相干抽样方法

完全不同于笛卡尔网格抽样方式，就是设计一种具有极大灵活性和低相干性的抽样轨道模式。目前比较流行的非笛卡尔抽样模式有径向线抽样和螺旋式抽样。传统径向轨道欠采样模式主要是为了加快采样速度，原因是线性重构导致的伪影就像噪声图像似乎是轻微的和不相干的。变密度螺旋式采样模式和变密度笛卡尔采样模式出于同样原因也是为了加快采样速度。从视觉角度来看，导致这类轻微的伪影是由于相应的点扩散函数（PSF）是不相干的。图 6 - 8C 及图 6 - 8F 显示的就是径向线采样模式、均匀螺旋式采样模式、变密度螺旋式采样模式和变密度扰动螺旋式采样模式。这些轨道采样模式对压缩感知磁共振图像重构都是非常重要的采样模式。因为这些采样模式中类似噪声的伪影可以在不恶化图像质量的基础上很好地被抑制，非常适合压缩感知磁共振图像非线性重构。

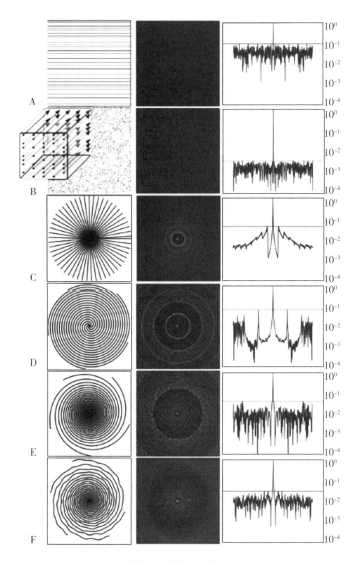

图6-8　不同轨道采样模式的点扩散函数（PSF）

A. 2D 随机线采样模式；B. 2D 随机采样点即 3D 随机采样线的截面图；C. 径向线采样模式
D. 均匀螺旋式采样模式；E. 变密度螺旋式采样模式；F. 变密度扰动螺旋式采样模式

五、动态不相干采样模式：*k-t* 稀疏

图像的动态序列是具有二个或三个空间维度和时间维度的多维信号，如图6-9左
上部分显示的图像序列。动态 MRI 数据是在由空间频率与时间形成的 *k-t* 域中获得
的。传统的获得方式是对 *k-t* 域中由一致正则线条构建的正规集进行采样，如图6-9
右上部分所示。

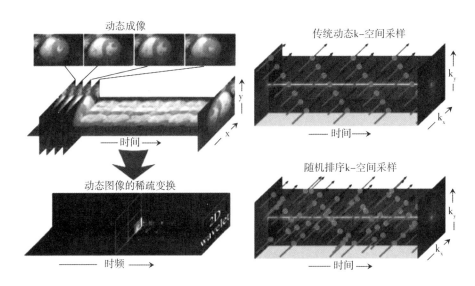

图 6 - 9　k - t 稀疏示意图

左上部分为具有二个或三个空间维度和时间维度的动态 MRI 数据，左下部分是在变换域具有稀疏表示的动态 MRI 图像，右上部分显示的是传统 k-t 序列采样模式，右下部分表示的是用于 k-t 空间的不相干采样的随机排序模式

按照图 6 - 9 右上部分显示的采样模式，不可能满足时空 Nyquist 采样率。那么基于这种采样模式的次 Nyquist 采样使得磁共振图像线性重构导致时空频域 $(x-f)$ 中信号的相干性混叠现象。因此，可以克服这种混叠现象的采样模式就是对 k-space 线条集进行随机排序如图 6 - 9 右上所示。这种抽样模式在时空频域 $(x-f)$ 中具有不相干性，而且磁共振图像线性重构结果仅有轻微的伪影。所以 k-space 线条集进行随机排序采样模式是一种有效且成本较低的不相干动态数据采样模式。当然，随机排序的思想也可用于径向线采样、螺旋式采样等非笛卡尔采样模式。同时随机排序采样模式能够改进不相干性并能够更好地有效利用硬件设备。

与静态成像模式相比，基于压缩感知的动态磁共振成像模式具有很多优点。第一，动态图像序列就像视频一样，比静态图像具有高度的可压缩性，如图 6 - 3 和图 6 - 9 左下部分所示。第二，与静态图像相比，动态图像序列对于高亮度的区域要求更多的采样数据而且不可能满足时空 Nyquist 采样率。这一缺陷正好可以利用不相干抽样和利用动态图像序列的不相干稀疏属性通过压缩感知方法更好地克服。

六、压缩感知重构需要的抽样量

相应于稀疏系数数量的傅里叶样本点的理论界目前已被给出。然而对于具有实际应用价值的压缩感知重构，k-space 抽样量应该是稀疏系数的 2 ~ 5 倍。稀疏系数数量的计算与本章第三节（二）呈现的 MR 图像的稀疏性方法相同。类似的结果目前已被给出。

七、蒙特卡洛不相干抽样方法

在给定样本量条件下，最大化不相干性的抽样方法属于组合优化问题。这样的组合优化问题在实际计算过程中是不可行的。然而，随机选取样本经常会导致具有不相干性的几乎最优解。因此，设计蒙特卡洛抽样是一种有效的不相干性抽样方法。具体就是基于需要的分辨率选取网格大小，并给出目标视角（FOV）。通过构造概率密度函数（pdf）对网格点进行欠采样，然后随机画概率密度函数的索引线。k-space 的变密度采样就是通过 pdf 构造方法实现的。一个合理的选择就是按照与原点之间的距离幂逐渐缩小概率密度函数。由于采样方式是随机的，也许会选择不太好的变换点扩散函数（TPSF）采样模式进行采样。为了避免这种情况发生，需要多次重复各类采样模式，直至最终选到具有最低峰值干涉的采样模式。一旦采样模式被确定，它就可以用来扫描采样。

第四节 图像重构

一、非线性重构公式

在压缩感知条件下，现在详尽地描述磁共振图像的非线性重构问题。用向量 u 表示图像，ψ 表示图像的线性稀疏变换算子，F_u 表示相应于 k-space 欠采样模式的欠采样傅里叶变换算子。磁共振图像重构就是通过求解如下约束优化问题：

$$\min_u \| \psi u \|_1$$
$$s.t. \ \| F_u - y \|_2 < \varepsilon \tag{6.4.1}$$

这里的 u 是重构图像，y 是通过扫描观察得到的 k-space 数据，ε 是用来控制图像重构保真与观测数据之间的一致性，ε 通常被设置在期望噪声水平之下。

式（6.4.1）中的目标函数是 l_1 范数，其定义为 $\| x \|_1 = \sum_i |x_i|$。极小化 $\| \psi u \|_1$ 就是促进了 u 的稀疏化。约束项 $\| F_u u - y \|_2 < \varepsilon$ 迫使了图像重构保真与观测数据之间的一致性。换言之，在所有与观测数据一致的所有解中，式（6.4.1）通过稀疏变换 ψ 求得了磁共振重构可压缩解。

当稀疏变换采用差分算子时，式（6.4.1）中的目标函数经常被称为全变差（total variation，TV）目标函数。这时目标函数被记为 $TV(u)$。当使用稀疏变换作为目标函数，并用 $TV(u)$ 作为惩罚项，那么这时是在稀疏变换和全变差稀疏同时存在的情况下来求得磁共振重构解。在这种情况下，最优化重构问题（6.4.1）就可以变为如下优化问题：

$$\min_u \| \psi u \|_1 + \alpha TV(u)$$
$$s.t. \ \| F_u u - y \|_2 < \varepsilon \tag{6.4.2}$$

式（6.4.2）中的 α 是用于平衡 ψ 稀疏变换与有限差分稀疏。

目标函数中的 l_1 范数是整个优化问题求解的关键点。极小化目标函数中的 l_1 范数会导致优化问题的稀疏解。另一方面，极小化 l_2 范数 $\| x \|_2 = \left(\sum_i |x_i|^2 \right)^{1/2}$ 并不能导致稀疏解，因此 l_2 范数并不适合优化问题（6.4.1）的目标函数。l_2 范数由于其简单易用主要是用来图像的平滑正则化。直觉上看，l_2 范数惩罚了大的系数，保留了很多小的系数，实际结果并不稀疏。相反，对于 l_1 范数许多小的系数比大的系数承载了更大的惩罚。因此，小系数被压制消除后导致优化问题的解是稀疏的。

自从压缩感知理论被引入磁共振成像领域，求解问题（6.4.1）引起了许多学者的研究兴趣。目前，求解问题（6.4.1）的最优化方法有内点法、凸集投影法、同伦方法、迭代软阈值方法和迭代重加权最小二乘方法。此外类似的方法，还有回溯线搜索的非线性共轭梯度方法。下面，我们详尽地给出求解问题（6.4.1）的非线性共轭梯度方法。

二、求解问题（6.4.1）的非线性共轭梯度法

问题（6.4.1）是一个约束凸优化问题。相应于问题（6.4.1）的 Lagrange 形式的无约束优化问题具有如下形式：

$$\arg \min_u \| F_u u - y \|_2^2 + \lambda \| \psi u \|_1 \tag{6.4.3}$$

式中的 λ 是正则化参数，用于数据保真项与稀疏项之间的平衡。众所周知，如果正则化参数 λ 选取的合适的话，问题（6.4.3）的解与问题（6.4.1）的解精确一致。对于不同的 λ 值求解问题（6.4.3）来确定最优的 λ，λ 的选取要保证 $\| F_u u - y \|_2 \approx \varepsilon$。

对于问题（6.4.3），我们采用具有回溯线搜索的非线性共轭梯度下降法求解。令

$$f(u) = \| F_u u - y \|_2^2 + \lambda \| \psi u \|_1$$

则求解问题（6.4.3）的回溯线搜索非线性共轭梯度下降法如算法6.3.1。

算法（6.3.1）回溯线搜索非线性共轭梯度下降法

输入项：

　　y：k-space 观测数据

　　F_u：相应于观测数据的欠采样傅里叶变换算子

　　ψ：稀疏变换算子

　　λ：保持数据保真项与稀疏项之间平衡的正则化参数

缺省参数：

　　$TolGrad$：以梯度模表示的迭代终止值（默认值为 $10\mathrm{e}-4$）

　　max$Iter$：最大迭代终止次数（默认值为 100）

　　α，β：线搜索参数（默认值为 $\alpha=0.05$，$\beta=0.6$）

输出结果：

　　u：问题（6.4.3）的数值逼近解

% 初始化

$k=0$；$u_0=0$；$g_0=\nabla f(u_0)$；$\Delta u_0=-g_0$

% 迭代计算

while（$\|g_k\|_2 > TolGrad \quad and \quad k < \mathrm{max}Iter$）

｛

% Backtracking line-search

$t=1$；

while（$f(u_k+t\Delta u_k) > f(u_k)+\alpha t\cdot Real(g_k^*\Delta u_k)$）

　　｛

$t=\beta t$

　　　　｝

$u_{k+1}=u_k+t\Delta u_k$

$g_{k+1}=\nabla f(u_{k+1})$

$\gamma=\dfrac{\|g_{k+1}\|_2^2}{\|g_k\|_2^2}$

$\Delta u_{k+1}=-g_{k+1}+\gamma\Delta u_k$

$k=k+1$

｝

共轭梯度法需要计算 $\nabla f(u)$ 即计算

$$\nabla f(u)=2F_u^*(F_u u-y)+\lambda\nabla\|\psi u\|_1 \tag{6.4.4}$$

l^1 范数是指向量的所有分量绝对值之和。然而，绝对值函数并不是光滑的，因此式（6.4.4）中的项 $\nabla\|\psi u\|_1$ 就无法计算。为此，可以使用光滑函数 $\sqrt{xx+\mu}$ 去逼近绝对值函数 $|x|$，其中 μ 是一个很小的正光滑参数。在这种情况下，$\dfrac{d|x|}{dx}\approx\dfrac{x}{\sqrt{xx+\mu}}$。

令 W 为对角矩阵,其对角线元素为 $w_i = \sqrt{(\psi u)_i^* (\psi u)_i + \mu}$。方程(6.4.4)就可以被近似为

$$\nabla f(u) \approx 2F_u^* (F_u u - y) + \lambda \psi^* W^{-1} \psi u \qquad (6.4.5)$$

在实际计算中,上式中的光滑参数取值范围为 $\mu \in [10^{-15}, 10^{-6}]$。共轭梯度法的迭代次数随着不同的目标函数、问题的规模、精度要求和欠采样率的不同而变化。在第七章给出的基于压缩感知的磁共振图像重构的算例所使用的共轭梯度法的迭代次数是介于 80 至 200 之间。

三、低阶相位校正与相位约束下的部分 k-space 采样

在磁共振成像(MRI)中,仪器源的相位误差会引起低阶相位变化。这些并没有产生物理仪器的改变,而是在成像中形成了伪影。伪影信息往往很难稀疏,特别是用有限差分方法对图像并不能做到很好的稀疏表示。如果恰当的估计计算相位变化,那么图像重构质量会得到明显改进。使用完全低分辨率 k-space 采样能够有效地估算相位变化。另一种方法就是求解优化问题(6.4.1)来估算低阶相位,不断重复重构过程直至得到正确相位。

将相位信息并入(6.4.1)进行修改,得到问题(6.4.1)的另一种形式

$$\min_u \| \psi u \|_1$$
$$s.t. \ \| F_u pu - y \|_2 < \varepsilon \qquad (6.4.6)$$

其中 P 是对角矩阵,其对角元素是每个像素的相位估计值。

图 6-10 显示的是有低阶相位校正和没有低阶相位校正的 Phantom 重构模拟结果。从图 6-10 可以看出,使用相位校正进行重构明显比没有相位校正进行重构效果要好。

相位约束下的部分 k-space 采样多年来被用来加速扫描时间,加速因子几乎可以达到 2 倍,其基本思想是利用图像傅里叶变换的共轭对称性。相位估算不仅可以用来相位校正,而且可以用作相位约束下的部分 k-space 采样进行压缩感知磁共振图像重构。相位校正后,将重构图像限制到实值图像就可以得到傅里叶变换的共轭对称性。具体的实现方法就是求解如下优化问题

$$\min_u \| \psi u \|_1$$
$$s.t. \ \| F_u pu - y \|_2 < \varepsilon \qquad (6.4.7)$$
$$u_{ij} \in R$$

问题(6.4.7)是将问题(6.4.6)中的图像 u 限制在实值而得到的。

A

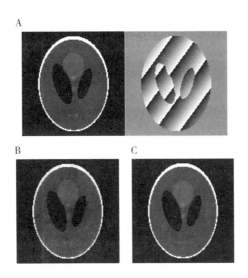

图 6 – 10　低阶相位校正重构效果图

A. 原始 Phantom 幅值图和相位图；B. 没有低阶相位校正的重构图，显示出残差伪影；
C. 具有低阶相位校正的重构图

第七章 磁共振图像重构方法及其模拟结果

本章陈述的实验都是在 1.5T Signa Excite 磁共振成像系统进行的。所有的压缩感知磁共振图像重构是使用第六章第四节所述的非线性共轭梯度法实现的。两种线性方法即具有密度补偿的零填充方法（zero - filling with density compensation，ZF-w/dc）和低分辨率方法（low - resolution，LR）被用来比较。ZF-w/dc 方法是由丢失的 k-space 数据用零填充进行重构过程和 k-space 密度补偿过程组成，其中 k-space 密度补偿是通过来自于设计的随机采样形成的概率密度函数计算得到的。低分辨率方法就是由 Nyquist 低分辨率抽样信息进行重构的方法。

第一节 模 拟

为了测试压缩感知重构方法的有效性和欠采样导致的伪影，给出 Phantom 模拟实验设计方法。首先给出 Phantom 图像特征的构造，通过设置具有 6 个不同尺寸的 18 个特征和 3 个不同密度构造 Phantom 图像。Phantom 图像的特征是随机分布的，其目的是为了模仿模拟血管造影照片。Phantom 图像具有 100×100 像素，这些像素中 575 个像素是非零值，也就是 5.75% 像素值不等于零。Phantom 图像的有限差分图含有 425 个非零点即 4.25% 像素值不等于零。

对 Phantom 模拟实验有两个目标。第一个目标就是测试压缩感知重构性能和相应的伪影。伪影是随着欠采样率的增加而变化。为了凸显压缩感知重构性能，压缩感知方法要与 ZF-w/dc 方法和 LR 方法进行比较。模拟实验的第二个目标就是表明压缩感知在变密度随机欠采样条件下要比均匀密度随机欠采样条件下重构性能要好。

通过完全 k-space 数据构造均匀密度的随机欠采样数据集。同样利用完全 k-space 数据构造具有变密度随机欠采样数据集，其中变密度幂次为 12，相应的加速因子为 8，12 和 20。加速因子为 8，12 和 20 的抽样分别为 1250，834 和 500 个 k-space 抽样数据。不仅 Phantom 图像是稀疏的，而且它的有限差分图像也是稀疏的。因此，对于压缩感知重构优化问题（6.4.1），当 u 是稀疏图像时，采用 l^1 罚函数项。对于有限差分图像，采用 TV 罚函数项。压缩感知重构结果要与 ZF-w/dc 方法和 LR 方法进行比较。

图 7 - 1 给出了模拟实验结果。正如理论分析一样，由于细微结构的损失和边界的

扩散，LR 重构图像的分辨率在显著下降。而对于 ZF-w/dc 重构方法，由于不相干性介入，导致重构图像的信噪比（SNR）明显下降。同时，均匀密度欠采样的不相干性比不均匀密度欠采样的不相干性具有更大更复杂的结构变化。对于这两种 ZF-w/dc 重构方法，它们的重构特征信息相比于具有确定性边界介入方法要突出的多。在 8 倍的加速因子即几乎比稀疏系数多 3 倍的傅里叶抽样条件下，不论使用均匀密度欠采样还是变密度欠采样，压缩感知重构方法可以得到精确重构。在 12 倍的加速因子即几乎比稀疏系数多 2 倍的傅里叶抽样条件下，使用变密度欠采样，用压缩感知方法仍能得到精确重构。然而使用均匀密度欠采样，用压缩感知方法重构的图像却失去了一些低对比特征信息。在 20 倍的加速因子即与稀疏系数一样多的傅里叶抽样条件下，不论是均匀密度欠采样还是变密度欠采样，压缩感知重构图像都失去了一些特征信息。对于均匀密度欠采样情况，重构误差尤为严重。对于变密度欠采样情况，从重构图像来看，仅弱强度部分具有重构误差，而高亮度部分仍然被精确恢复。

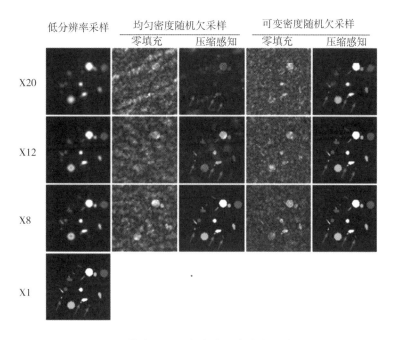

图 7-1　LR 重构方法、均匀密度及变密度下的 ZF-w/dc
重构方法、压缩感知重构方法模拟实验结果对比

第二节　噪声存在条件下的 2D 笛卡尔欠采样

在噪声存在的情况下，压缩感知重构是稳定的，它可以进一步用来进行图像的非

线性边缘保留和去噪。为了说明在噪声存在的条件下压缩感知重构性能，使用 2D 笛卡尔自旋回波序列对 Phantom 图像扫描，2D 笛卡尔自旋回波序列扫描参数可以产生信噪比（SNR）为 6.17dB 的噪声图像。随机使用具有二次变密度的相位编码线对 $k-$ space 数据进行加速因子为 2.5 的欠采样。使用体现一致性的两种均方根（root - mean - square，RMS）误差 $\varepsilon = 10^{-5}$ 和 $\varepsilon = 0.1$，并使用 TV 正则化项，通过最优化公式（6.4.1）求解压缩感知重构问题。求解结果与 ZF-w/dc 重构方法比较，而 ZF-w/dc 方法是基于完备的 Nyquist 抽样进行的。对所有的重构结果要从图像视觉质量和信噪比（SNR）进行比较。

图 7 - 2 显示的就是在噪声存在条件下，2DFT 压缩感知重构结果。图 7 - 2A 显示的是完全采样条件下的 Phantom 重构图像，其信噪比为 6.17dB。用 ZF-w/dc 重构方法重构的结果如图 7 - 2B 所示。从重构图像 7 - 2B 可以看出，重构结果具有明显的噪声，其信噪比为 3.79dB。这类噪声大部分都是由于欠采样而导致的不相干混叠伪影，剩下的噪声信息是由于为了保持分辨率进行的密度补偿引起的噪声和一些相关性混叠导致的伪影噪声。为了抑制各类噪声，压缩感知重构方法被用来去除噪声，压缩感知重构图像结果如图 7 - 2C 所示，其信噪比为 9.84dB。信噪比明显提高的原因是由于压缩感知重构方法具有去噪性能。通过增加均方根（RMS）误差为 $\varepsilon = 0.1$，使用压缩感知重构方法可以得到 Phantom 去噪图像。经过测量其信噪比显著地增加，达到了

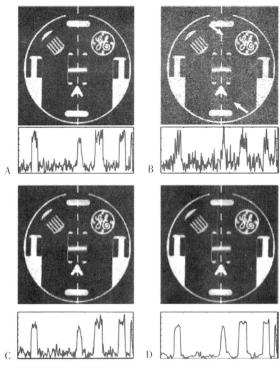

图 7 - 2　噪声存在条件下 2DFT 压缩感知重构结果

26.9dB，同时复原的图像质量没有任何破坏。图 7-2D 显示的就是基于保持边界的非线性 TV 正则化条件下的压缩感知去噪结果。

第三节　多层面 2DFT 快速自旋回波大脑成像

理论上已经证明，大脑图像在小波变换下是稀疏的。在应用中，大脑扫描在磁共振成像中占有相当的比例，而且大脑扫描大部分都采用多层面 2DFT 快速自旋回波扫描方法。压缩感知方法既可以减少扫描时间又可以改进成像的分辨率。

在模拟实验中，使用快速自旋回波（FSE）序列获得一位健康志愿者大脑的 T_2 加权多层面 k-space 数据。快速自旋回波序列参数为 size $= 256 \times 192 \times 32$，空间分辨率 res $= 0.82 \text{mm}$，slice $= 3 \text{mm}$，ETL $= 15$，TR/TE $= 4200/85 \text{ms}$。从 192 个相位编码中随机选取 80 个具有二次变概率密度函数的相位编码作为一个切面集，其加速因子为 2.4。压缩感知重构结果利用最优化公式（6.4.1）求解，其中稀疏变换使用 Daubechies4 小波变换，正则化项使用的是 TV 罚函数。为了缩减计算时间和存储容量，将 3D 问题分割成很多 2D 压缩感知重构问题。具体的做法就是在求解 y-z 平面切片重构和求解 x-y 平面切片重构之间进行交替式迭代。为了表明扫描时间的缩减和图像重构解的改进，将多层面重构方法与 ZF-w/dc 方法和 LR 线性重构方法进行比较。LR 线性重构方法是基于完全的 Nyquist 抽样。

变换点扩散函数（transform point spread function，TPSF）理论分析证明，在复原粗糙尺度图像信息特征过程中，多层面重构方法比 2DFT 方法具有更多的优点。为了表明这一结论，可以采用多层面压缩感知重构方法进行模拟实验。在模拟实验中，每一个切片用同样方式进行欠采样，然后对其进行 2D 压缩感知重构，其重构效果与多层面压缩感知重构方法相比欠佳。特别是对粗糙尺度图像采用具有均匀密度分布函数的随机欠采样，多层面压缩感知重构方法远远的好于 2DFT 方法。

图 7-3 显示的是多层面快速自旋回波大脑成像结果。图 7-3A 是压缩感知重构方法、完全 Nyquist 抽样重构方法、ZF-w/dc 重构方法和 LR 重构方法的大脑重构结果。可以看出，压缩感知重构方法与 LR 重构方法相比，明显改进了分辨率。与 ZF-w/dc 重构方法相比，压缩感知重构方法显著的抑制了混叠伪影，达到了完全 Nyquist 抽样重构方法的重构效果。图 7-3B 显示的是一些欠采样条件下的压缩感知重构结果。这些欠采样方式如图 7-3C 所示。如果对所有层面进行同样的欠采样，那么低分辨率的混叠效应明显的显现出来，特别是对均匀欠采样情况，混叠效应更加显著。导致这种现象的原因是由于一些粗尺度小波变换系数没有被精确的恢复出来。粗尺度小波变换数

据没有被精确恢复的原因就是上一章中所述的关于变换点扩散函数（TPSF）尖峰干涉的理论分析结果。但是对每一层面采取不同方式的欠采样，压缩感知重构方法产生的混叠效应会明显的下降。混叠效应下降的原因是由于不同层面采取不同欠采样的 TPSF 尖峰干涉变小，从而导致粗尺度小波变换系数的重构效果要好得多。图 7 - 3B 上半部分显示的是变密度欠采样条件下的压缩感知重构结果，图 7 - 3B 下半部分显示的是均分密度欠采样条件下的压缩感知重构结果。可以看出变密度欠采样条件下的压缩感知重构结果比均分密度欠采样条件下的压缩感知重构结果好得多。

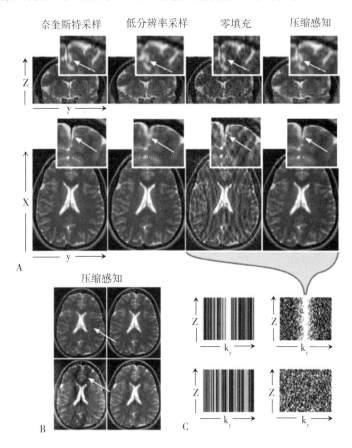

图 7 - 3　多层面 2DFT 快速自旋回波的压缩感知重构大脑结果

第四节　3D 血管造影术的对比增强

　　压缩感知重构方法非常有希望应用于血管造影术。首先，血管造影术问题与压缩感知理论要求的假设条件非常匹配。血管造影图像本身就是稀疏的，已经满足了压缩感知重构要求的稀疏条件。血管在背景信号非常低的条件下仍然具有较高的亮度。血管造影图像在小波变换和全变差变换下相当稀疏。这些特性在图 6-3 中已经凸显，仅使用稀疏变换系数的 5% 就能保留血管信息。压缩感知的优点在于可以真正实现血管造影对比增强，因为在血管造影术对比增强过程中，经常需要覆盖具有高分辨率大范围的磁共振视野（FOV）和关键的扫描时间。

为了验证压缩感知方法对于不同程度欠采样条件下的血管造影图像重构效果，通过计算外围支腿的 3DFT 血管造影幅值图像的傅里叶变换来模拟 k-space 数据。扫描过程采用的是射频干扰梯度回波（SPGR）序列，其参数是 TR = 6ms，TE = 1.5ms，Flip = 30°。采集矩阵设置为 $480 \times 480 \times 92$，相应的分辨率为 $1 \times 0.8 \times 1$mm。图像平面是具有上下读出方向的冠状图。

从完全 k-space 数据集中，选择 5 类欠采样数据集。这 5 类数据集是通过随机抽取具有二次变密度的相位编码线构造而成，其相应的加速因子分别为 5、6.7、8、10、20。为了缩减计算复杂性，在完全抽样读出方向应用 1D 傅里叶变换。这种方法可以有效地生成 480 个可分随机欠采样 2D 重构结果。使用全变差（TV）正则化项，通过最优化公式（6.4.1）进行压缩感知重构得到图像。并将压缩感知重构方法得到的结果与 ZF-w/dc 方法和 LR 线性重构方法得到的结果进行比较。

为了进一步测试压缩感知方法的有效性，用真实的首次通过腹部增强血管造影 k-space 数据进行重构测试。首次通过腹部增强血管造影扫描参数为 TR/TE = 3.7/0.96ms，FOV = 44cm，$matrix = 320 \times 192 \times 32$（具有 0.625 段回波），BW = 125kHz。

对于真实的首次腹部增强血管完全 k-space 数据，用具有二次变密度的相位编码线进行加速因子为 5 的欠采样可以有效地将扫描时间从 22s 缩减为 4.4s。仍然使用全变差（TV）正则化项，通过最优化公式（6.4.1）进行压缩感知重构得到图像。得到的重构结果与 ZF-w/dc 重构结果和 LR 线性重构结果进行比较。为了弥补分数段回波，在读出方向使用 Homodyne 部分傅里叶变换重构。

图 7-4 显示的是不同加速因子条件下的 3D 血管造影对比增强重构结果。图 7-4 左边一列显示的是低分辨率（low resolution，LR）重构结果，相应的加速因子逐渐降低。从重构结果来看，微小特征损失和血管边界扩散也在逐渐减少。中间一列显示的是采用 ZF-w/dc 重构方法进行重构的结果。由于不相干性干涉模糊了细小而暗淡的血管，所以 ZF-w/dc 重构结果的信噪比逐渐减小。值得注意的是像素值比较大的血管部分的边界仍然很锋利尖锐，在临床诊断上比 LR 重构结果具有实际应用价值。右边一列显示的是利用压缩感知重构方法进行重构的结果。可以看出，即使是很高的加速因子，压缩感知重构方法也可以很清晰地重构出血管图像。在 10 倍的加速因子条件下，

使用压缩感知重构方法进行重构，得到的重构结果不仅具有很高的分辨率而且几乎无信息损失地保留了对比增强效应，甚至 20 倍的加速因子，压缩感知重构结果也能很好的保留像素值大的血管部分。这些模拟实验结果与图 6 - 3 显示的阈值实验结果和图 7 - 1 显示的模拟结果完全一致。

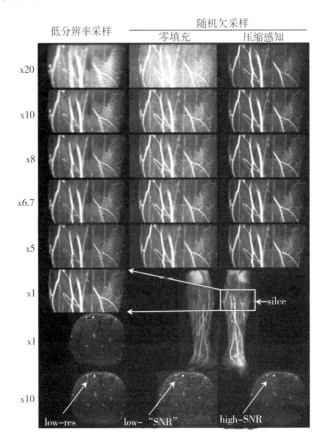

图 7 - 4　不同加速因子条件下的 3D 血管造影对比增强重构结果

图 7 - 5 显示的是 5 倍加速因子条件下首次通过的腹部血管造影对比增强实验结果。被试验的患者进行了腹主动脉双股旁路移植手术。从腹主动脉到各血管都有血液流动，在固有的右髂动脉中有严重的动脉瓣狭窄。在 5 倍加速因子的条件下，LR 重构结果显现了血管边界扩散效应，如图 7 - 5B 所示。在同样加速因子的条件下，用 ZF-w/dc 重构方法得到的血管重构结果信噪比明显下降，如图 7 - 5C 所示。如果采用压缩感知重构方法就可以将血管很好的重构，并且动脉瓣狭窄中血液流动仍能清晰得表现出来，如图 7 - 5D 所示。

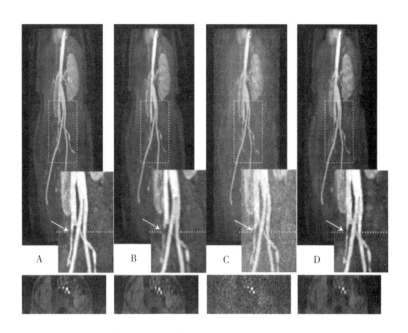

图 7 – 5　首次通过的腹部血管造影对比增强的重构结果

第五节　变密度螺旋式采样下的全心冠状动脉压缩感知重构

　　X 光–冠状动脉血管造影术是用来诊断冠状动脉疾病的有效方法，但是这种方法具有侵袭性，对人体有很大的副作用。尽管具有非侵袭性的多层面 X 光–CT 成像可以代替 X 光–冠状动脉血管造影，但是多层面 X 光–CT 成像会产生高剂量的电离辐射。磁共振成像是一种非侵袭非电离辐射的成像模式，在临床诊断中被广泛使用。

　　冠状动脉血流往往受心脏和呼吸运动的影响，因此高分辨率冠状动脉成像是一项非常重要而且具有挑战性的工作。心脏运动可以通过同步的心脏门控来处理和控制；对于呼吸运动，既可以通过具有呼吸补偿作用的长时间扫描来减轻运动，也可以通过短时间屏气采集来减轻运动。然而，屏气心脏触发收集数据方案面临着严格的时间约束限制和短成像窗口问题。在屏气期间，数据采集量是受心脏跳动周期数限制的。每个周期内心跳次数本身也是有限的，所以不可能寄希望于需要进行冠状动脉检查的患者进行长时间屏气。为了避免运动模糊，数据采集必须在极短时间内完成。除此之外，有很多层面的数据需要收集以涵盖整个心脏信息。由于这些约束，传统的屏气心脏触发采集数据的方法空间分辨率有限，而且仅包含心脏的部分信息。为此，压缩感知重构方法可以弥补这一缺陷。压缩感知方法不仅能加速数据采集过程，而且能够在一次屏气的情况下实现整个心脏图像重构。

图7－6上端部分显示的就是多层面数据采集方式。为了满足严格的时间要求，需要使用有效的螺旋式k-space轨道硬件采集方式。对于每一层面的单次心脏触发，需要采集单螺旋k-space数据。因为每次采集数据时间非常短，必须在成像期间充分考虑心脏运动。单层面采集数据相对来说可以避免心脏运动。因此，当多层面之间发生几何扭曲时，层面内运动表现得相当明显。几何扭曲效应对图像的医学诊断会产生一定的影响。尽管螺旋式采样方式可以避免几何扭曲，但是严格的采样时间的限制要求进行两倍的k-space欠采样。为了做到两倍以上的欠采样，需要使用变密度螺旋式欠采样方式。这种螺旋式采样方式具有不相干PSF，如图6－8E显示的就是螺旋式采样方式。当使用线性网格方法进行重构时，欠采样导致的伪影是不相干的，似乎就像加了噪声一样。冠状动脉图像通常都是分片光滑的，而且在有限差分变换下是非常稀疏

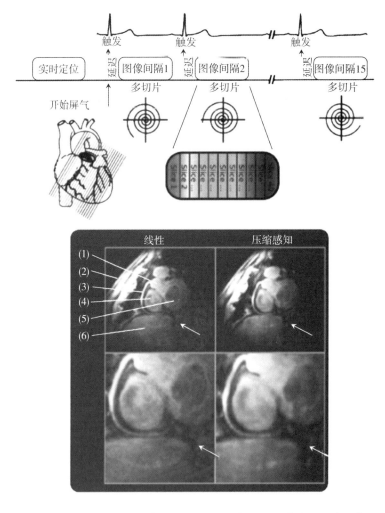

图7－6　单屏气下的心脏冠状动脉多层面数据采集方式和图像重构

的。因此，压缩感知重构方法可以抑制这种欠采样导致的不相干性效应，同时又能保证具有很好的图像重构质量。图 7-6 显示的是右冠状动脉在一次屏气条件下，使用线性直接网格重构方法和压缩感知重构方法的重构结果。从重构结果可以看出，线性网格重构的右冠状动脉具有显著的欠采样导致的噪声伪影效应。压缩感知重构方法不仅抑制了这种伪影效应，而且显现了很好的重构图像质量。

第六节 *k-t* **Sparse** 稀疏在动态心脏成像中的应用

由于时空采样 Nyquist 准则的要求，随时间而变化的动态成像是一个挑战性工作。为了提高成像质量，需要在时间分辨率与空间分辨率之间进行平衡。当采样 Nyquist 准则被破坏后，传统的线性重构方法往往会导致伪影出现。

考虑一种特殊情况即随时间而变化并具有拟周期变化的动态成像过程，这里主要讨论动态心脏成像过程。心脏运动是一个拟周期过程，它在频域中的时间运动强度序列是稀疏的。图 6-3 显示了这种稀疏性，同时心脏视频序列中每一帧图像在小波变换下是稀疏的。因此，空域中的小波变换和时域中的傅里叶变换可用于动态心脏视频序列提升稀疏效果。

在欠 Nyquist 抽样率条件下，动态图像序列本身具有的稀疏性是否可以用来重构随时间而变化的动态图像呢？对于这个问题，可以考虑笛卡尔采样模式。笛卡尔采样模式如图 6-9 右上所示，在 k-space 中每次从一个层面中采集一条线条数据，然后随时间的变化有序地推进采集数据。通过这种方式满足时空 Nyquist 采样率达到理想的 FOV 和分辨率是不可能的。事实上，这种笛卡尔采样模式对于采用传统采集进行重构的动态成像方法是无效的。因此，需要对这种笛卡尔采样模式进行改进。改进的方法就是使 k-space 线随机排序，而不是提前确定性排序。随机排序非常接近于 k-t 空间中的随机采样，如图 6-9 右下部分所示。这种采样方式在稀疏变换下更具有不相干性。

图 7-7 显示的是 k-t 稀疏条件下两类动态图像重构实验结果。第一类重构实验是使用的是合成动态 Phantom 数据，它是周期性变化的心脏运动卡通图序列。采用比 Nyquist 采样率慢 4 倍的抽样，进行随机数据采集。利用线性重构方法和压缩感知非线性重构方法进行重构实验。从图 7-7 上半部分可以看出压缩感知重构结果要比线性重构结果好得多。第二类实验是真实的实时动态心脏运动重构。数据采集参数为 FOV = 16cm，分辨率为 2.5mm，容许每秒 3.6 帧的 Nyquist 采样，需要的重复时间 4.4ms。如果用传统的线性重构方法进行重构会导致时间帧之间的模糊和伪影效应出现，如图 7-7 左下半部分所示。如果采用随机采样，利用压缩感知重构方法进行重构，能够得到以

每秒 25 帧高传速率的动态心脏运动序列。重构图像的伪影效应显著缩减，如图 7 - 7 右下半部分所示。

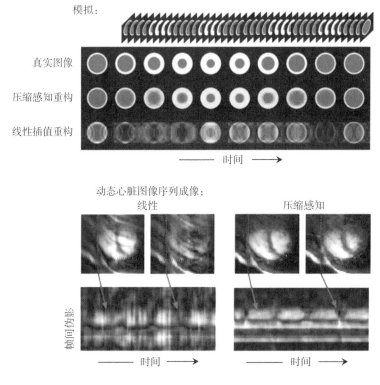

图 7 - 7　*k-t* 稀疏条件下动态心脏图像序列重构实验结果

第七节　总　结

一、计算复杂性

发展精确或几乎精确求解问题（6.4.1）的快速算法是压缩感知领域的主要研究课题。在第六章中从理论上给出了求解问题（6.4.1）的一些方法。这些方法属于迭代式方法，比传统的线性重构方法需要更多的计算时间和存储空间。但是基于正则化下的非线性压缩感知重构方法不仅减少了计算时间和存储空间，而且达到了精确重构或几乎精确重构的计算精度。

本章给出的一些使用的回溯线搜索非线性共轭梯度下降法模拟实验，就验证了压缩感知重构方法在磁共振成像领域中的应用优势。例如，在 Matlab 平台下，在 5 倍加速因子和基于全变差正则化条件下，应用感知方法通过非线性共轭梯度法迭代 150 次仅使用 30s 就可以精确重构出 480×92 大小的血管造影图像。这很大程度的缩减磁共振了成像时间。

二、重构伪影

l^1 重构趋向于缩减重构稀疏系数的大小，导致重构结果的系数经常比真正原始图像的系数要小。当问题（6.4.1）中的一致性参数 ε 变小时，重构稀疏系数缩减程度就会变小。

如果采用基于小波变换的压缩感知重构方法，一些小的高频振荡伪影可能在重构结果中出现。这是由于重构方法对于对细尺度小波变换系数的错误检测所致。为了减轻这种伪影效应，需要在小波变换惩罚项基础上添加全变差惩罚项。也就是说，压缩感知重构中的稀疏要求既有小波变换稀疏又包括有限差分变换稀疏。

在压缩感知重构中，图像的对比度对于大尺度欠采样下的重构起着重要作用。高的对比度经常会导致明显的稀疏系数，而且这些稀疏系数即使在很高的加速因子采样条件下也能够被复原出来。例如图 7 - 1 和图 7 - 4 中的高亮度像素即使在大尺度欠采样条件下也能够在重构结果中显现出来。然而，在同样的加速因子条件下，由于不可恢复的干扰，低对比度特征信息往往被严重的淹没消失。因此，加速因子增加后的压缩感知重构结果中的显著伪影并不是分辨率损失所致，而是图像低对比度的损失造成的。这就是为什么压缩感知重构方法在磁共振成像领域能够展现高分辨率高对比度特征的重要原因，也是压缩感知重构方法为什么能够应用于磁共振快速成像领域的主要原因之一。

三、压缩感知与其他重构方法的关系

大尺度 3D 径向欠采样方法对于血管造影图像在大加速因子条件下，能够有效地进行压缩感知重构。这种采样方法是在 3 个维度方向上干涉传播中进行采样，具有很强的随机性。因此，基于大尺度 3D 径向欠采样方法，利用压缩感知重构方法能够获得很好的重构结果。

对 k-space 进行欠采样，然后利用贝叶斯重构方法得到随机轨道，是另一种采集数据的方法。这种方法与有限差分稀疏方法很类似。

具有最大熵重构的非均匀采样被成功地应用于多维 NMR 数据加速采集。最大熵重构方法与有限差分稀疏方法有一定的关系。

压缩感知重构方法利用 MR 图像的稀疏性和可压缩性，能够与其他具有不同冗余的加速采样方法结合，形成更加有效的重构方法。例如，将磁共振图像应用于问题（6.4.6），就是将相位与约束部分 k-space 结合，就形成了新的压缩感知重构方法。类似地，在问题（6.4.1）中，通过添加线圈敏感性信息，将压缩感知方法与 SENSE 重构方法结合，也可以形成一种有效的压缩感知重构磁共振图像方法。一般来说，只要将图像的先验信息表示为凸约束，然后添加到压缩感知重构优化问题中，就可以形成新的压缩感知重构方法。

四、结论

从理论上已经分析了压缩感知方法能够实现磁共振快速成像。通过模拟实验，验证了压缩感知方法对于 2D、2D 多层面、3D 和动态成像具有非常好的效果。磁共振图像的稀疏性可以用来缩减成像扫描时间和改进成像的分辨率。压缩感知重构方法在扫描时间受限的场景起着非常重要的作用。特别是当图像本身具有稀疏特性或在一些变换下具有稀疏性时，压缩感知重构方法是一种特别有效的磁共振成像方法。

第八章　磁共振并行成像重构方法

使用多个接受线圈用来采集数据可以提高磁共振图像的信噪比,因此多线圈磁共振并行成像在医学界越来越受到重视并得到广泛应用。在 19 世纪 80 年代后期,Kelton、Magin 和 Wright 等人首先在理论上认为使用多接受线圈可以加速磁共振扫描时间。在上一世纪 90 年代末 Sodickson 等人提出了同时采集空间谐波(simultaneous acquisition of spatial harmonics,SMASH)方法,随后 Pruessmann 等人提出了敏感性编码(sensitivity encoding,SENSE)方法,使得多线圈磁共振并行成像成为现实并付诸实践。

多个线圈的使用能够加速磁共振成像扫描时间,其原因是并行在每个线圈上采集数据,然后对每个线圈图像按照线圈的空间敏感性程度进行加权处理。将敏感性信息与梯度编码相结合能够缩减采样数据量,进而加速磁共振图像重构。这种将敏感性和梯度编码组合缩减采集数据进行成像就称为并行成像。

近些年来,在磁共振成像领域,出现了许多并行成像重构方法。这些方法不同之处就是使用了不同的敏感性信息。例如,SMASH、SENSE、SPACE－RIP、PARS 和 kS-PA 等方法明确要求知道线圈敏感性显式信息。实际上,线圈敏感性信息是很难被高精度测量出来。因此,敏感性误差就会扩大,甚至很小的误差也会导致成像结果的视觉伪影。除了这些明确要求线圈敏感性显式信息方法外,还有一类隐式使用线圈敏感性信息进行重构的自动校正方法,例如 AUTO－SMASH、PILS、GRAPPA 和 APPEAR 等方法。这类隐式方法避免了显式方法计算敏感性的困难。另外,所有这些并行成像方法的主要差异就是重构目标不同。SMASH、SENSE、SPACE－RIP、kSPA 和 AUTO－SMATH 方法是用来直接重构多线圈组合图像。而 PILS、PARS 和 GRAPPA 方法是逐个线圈单独重构图像,多线圈图像的组合最终由用户来操作。实际上,逐个线圈成像方法对于敏感性信息计算中的精确性非常稳定,很少出现重构图像的视觉伪影。

SENSE 方法是一种显式敏感性方法,也是直接重构最终图像的方法。在所有并行成像方法中,SENSE 方法是最常用的方法。这种方法可适用于任意 k-space 抽样方式,而且很容易将图像先验性信息加入到成像过程中。当敏感性信息已知时,用 SENSE 方法可以得到最优解。同时,没有一种隐式自校正方法像 SENSE 方法灵活而且可以得到最优解。将隐式 GRAPPA 方法应用于非笛卡尔轨道采样可以得到一些新的隐式方法。

但是，这类方法只能得到逼近解，无法去除混叠伪影。相比之下，APPEAR 方法可以提供比较精确的重构解，但是它不易将图像先验信息和正则项整合起来，用于磁共振并行成像过程中。

遵循 SENSE 的思想，类似于 GRAPPA 方法使用逐个线圈自校正构建的 SPIR-iT 方法也是一种通用的磁共振并行成像方法。SPIR-iT 方法具有数据采集和数据校正一致性。它是逐个线圈自校正最优化方法，能够灵活适应于任意 k-space 抽样模式，并将先验信息整合在磁共振并行成像过程中。

第一节　SENSE 并行成像重构方法

同图像重构反问题一样，SENSE 方法是一种有效的磁共振并行图像重构方法。只要线圈敏感性已知或被精确的计算出来，磁共振并行成像 SENSE 方法就可以表示为一个线性方程组。令 u 是磁共振图像，s_i 表示第 i 个线圈的敏感性测度，D 表示相应于 k-space 欠采样的部分傅里叶变换算子。那么第 i 个线圈获得的信号就可以表示为

$$y_i = Ds_i u \tag{8.1.1}$$

如果将所有的线圈考虑进去，式（8.1.1）就可以表示为如下线性方程组

$$y = Eu \tag{8.1.2}$$

其中 $y = (y_1, y_2, \ldots, y_m)^T$，$E = (Ds_1, Ds_2, \ldots, Ds_m)^T$。$E$ 是编码矩阵，它把线圈敏感性和部分傅里叶变换算子整合在一起。线性方程组（8.1.2）可以直接用最小二乘法求解，也可以使用迭代法求解。

SENSE 方法的主要优点在于它是一种非常通用的方法。它既可以使用任意采样轨道模式，又可以将图像的先验信息比较容易的加入磁共振成像过程中。当线圈敏感性信息是精确的，那么用这个方程组求解得到的磁共振图像 u 是最优的。然而，在操作过程中，很难精确和稳定地测量出线圈敏感性信息。即使很小的误差，通过 SENSE 方法重构的图像也有视觉伪影出现。

第二节　笛卡尔 GRAPPA 重构方法

GRAPPA 方法就是将 k-space 中的多个线圈进行整合而进行并行成像重构的过程。不同于 SENSE 方法试图重构单一复合图像，GRAPPA 方法是线圈自校正方法，按照单个线圈敏感性信息逐个重构出线圈图像。

在传统的 GRAPPA 算法中，第 i 个线圈中在 r 个位置未采集到的 k-space 数据值 x_i (r) 是通过采集到的临近 k-space 数据的线性组合而得到。用 ξ_{ir} 表示第 i 个线圈中 $x_i(r)$ 区域中所有笛卡尔网格点数据形成的向量，ξ_{ir}^p 表示 ξ_{ir} 中被采集到那些数据构成的子向量。这样恢复 $x_i(r)$ 就可以通过下式得到

$$x_i(r) = \sum_j \langle g_{ji}^p, \xi_{jr}^p \rangle \tag{8.2.1}$$

其中 g_{ji}^p 是通过自校正操作得到的权系数向量。于是，所有线圈和所有位置中丢失的每一个点的完全 k-space 网格信息就可以通过求解方程（8.2.1）得到。

方程（8.2.1）中线性组合权系数或自校正核 g_{ji}^p 是从完全 k-space 区域中的数据自校正而得到的。权系数自校正与最小二乘法中数据校正非常一致。换句话说，在自校正过程中，寻找校正权系数使得从临近数据合成的校正数据点尽可能地与真正的校正点数据一致。更准确地说，自校正过程可以用如下优化问题描述

$$\underset{g_{ji}^p}{\arg\min} \sum_{r \in Calib} \| \sum_j \langle g_{ji}^p, \xi_{jr}^p \rangle - x_i(r) \|^2 \tag{8.2.2}$$

假设在校正区域自校正具有一致性，那么在 k-space 其他区域内也是一致的。

方程（8.2.1）可以用来进行线圈图像重构。在原创性的 GRAPPA 论文中，欠采样模式采取的方法是丢失点的临近区域的 k-space 采样方式与所有点采样方式相同。因此，自校正权系数足以满足线圈图像重构要求，并自校正一次就可以完成。然而在 2D 加速抽样中，每一个信息缺失点周围的抽样模式完全不同。因此，对于每一种抽样模式需要获得不同的权系数集。图 8-1 表示的就是 2D GRAPPA 重构方法中这种采样模式，并且使用两个方程求解两个信息缺失点的数据。两个方程使用的自校正加权系数不同。邻域大小等于三个 k-space 像素的平方。

第三节　自一致性 SPIR-iT 重构方法

SPIR-iT 是 iTerative Self-consistent Parallel Imaging Reconstruction 的缩写，它是一种迭代自一致性并行成像重构方法。SPIR-iT 方法就像 SENSE 方法的通用性一样，逐个线圈自校正 GRAPPA 方法能够用来求解具有数据一致性约束的磁共振成像反问题。逐个线圈自校正 GRAPPA 方法关键在于一致性约束分为校正一致性约束和数据采集一致性约束。对于这两类一致性约束，可以将其表示为两个线性方程组。这样，基于压缩感知的磁共振图像重构就是按照合适的误差准则求解这两个线性方程组。具体过程将在本节一和本节二给出。

采集到的 k-space 数据不论是笛卡尔采样模式还是非笛卡尔采样模式，最终的重

构都是要求在每一个线圈上都是完全笛卡尔 k-space 网格模式。因此，需要定义所有线圈上的笛卡尔 k-space 网格点为线性方程组的未知变量。这一步能够使线性方程组重构作用具有一般性，特别是当考虑噪声数据、正则化和非笛卡尔抽样时，定义网格点为线性方程组的未知量显得更为重要。

一、校正一致性约束

传统 GRAPPA 方法仅仅使合成点与合成点邻域中的采集点之间进行校正一致。而逐个线圈自校正 GRAPPA 方法是将一致性约束进行了扩展，就是将网格 $x_i(r)$ 上的每一点与其经过所有线圈的整个邻域点 ξ_{jr} 之间进行一致性校正。这里所说的整个邻域点是指所有线圈中 $x_i(r)$ 附近的所有 k-space 点，而所有线圈既包含采集到数据的线圈也包括没有采集到数据的线圈。这样对于任何 k-space 数据点，校正一致性约束方程组就可以表示为

$$x_i(r) = \sum_j \langle g_{ji}, \xi_{jr} \rangle \tag{8.3.1}$$

式中 g_{ji} 类似于（8.2.1）是由校正得到的权系数而形成的向量。不同于传统 GRAPPA 权系数向量 g_{ji}^p，g_{ji} 是独立于实际 k-space 采样模式的完全权系数核向量。式（8.2.1）是可以独立求解的解耦线性方程组，而式（8.3.1）式耦合线性方程组。正如图 8-1 所示，校正 GRAPPA 方法具有与图 8-2 所示的 2D GRAPPA 采样类似的抽样模式。从图 8-1 可以看出，有 3 个线性方程组被描述，并表示了丢失的中心点信息是通过采集点和丢失点的邻域点合成所得。图 8-1 也表示了 3 个线性方程组的耦合过程。

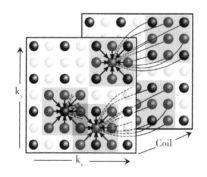

图 8-1　校正一致性约束下的
笛卡尔采样重构模式

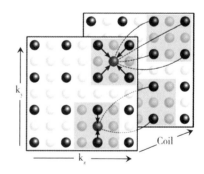

图 8-2　2D GRAPPA 重构的
k-space 采样模式

与前述一样，可以很方便地把整个耦合线性方程组写成矩阵向量形式。如果用 x 表示所有线圈的 k-space 网格点数据，用 g_{ji} 形成的矩阵用 G 表示，那么整个耦合线性方程组可以表示为

$$x = Gx \tag{8.3.2}$$

事实上，矩阵 G 是卷积算子，其作用是用校正核算子与完全 k-space 数据进行卷积，也就是如下形式

$$x_i = \sum_j g_{ij} * x_j \tag{8.3.3}$$

不论是式（8.3.2）还是式（8.3.3）都是应用矩阵 G 对 x 进行映射运算试图利用周围邻域数据合成每一个 k-space 网格点数据。如果 x 是真实解，那么通过式（8.3.2）或式（8.3.3）合成的 k-space 网格点数据就是精确的。

二、数据采集一致性约束

任何合理的重构方法得到 k-space 数据必须与扫描仪获得的真实数据一致。这种一致性要求可以表示为矩阵向量方程组。用 y 表示从所有拼接的线圈中采集到数据向量，用 D 表示将 k-space 数据 x 变为采集数据 y 的线性算子，那么数据采集一致性就可以表示为

$$y = Dx \tag{8.3.4}$$

方程组（8.3.4）非常具有通用性，因为 x 总是笛卡尔 k-space 数据，而 y 可以是任意 k-space 抽样模式下的采集数据。如果是笛卡尔抽样模式，那么算子 D 就是 k-space 采集点的位置坐标信息构成的算子。坐标位置的选取可以是任意的，既可以采用均匀密度分布模式，也可以使用变密度分布模式。在非线性笛卡尔抽样模式中，算子 D 表示一个插值矩阵。插值的目标就是通过笛卡尔网格点得到非笛卡尔 k-space 数据采集点的位置。

三、约束最优化方法

式（8.3.2）和式（8.3.4）分别将校正一致性约束和数据采集一致性约束表示成能够重构 k-space 数据的线性方程组。由于噪声和校正误差的存在，这些线性方程组只能用逼近的方法去求解。逼近方法就是等价求解一个约束最优化问题，这个约束最优化问题可以描述为

$$
\begin{aligned}
&\min_x \| (G - I)x \|^2 \\
&s.t. \| Dx - y \|^2 \leqslant \varepsilon
\end{aligned}
\tag{8.3.5}
$$

其中 ε 是为了控制一致性而引进的参数，它的作用是对数据采集一致性与校正一致性之间进行平衡。这个约束最优化表示的优点在于即使数据采集是非笛卡尔抽样模式，校正一致性总是适用于笛卡尔 k-space 抽样模式。非笛卡尔抽样模式仅仅在数据采集

一致性约束中出现。

对于问题（8.3.5）的求解，可将其变为无约束最优化问题，即求解如下 Lagrange 形式的无约束最优化问题

$$\min_x \| Dx - y \|^2 + \lambda \| (G-I)x \|^2 \qquad (8.3.6)$$

可以看出当 $\lambda \to \infty$ 时，问题（8.3.6）的解就是问题（8.3.5）的解。值得注意的是，在大多数情况下，算子 G 和 D 及其伴随算子 G^* 和 D^* 是很容易快速计算的。一般来说，约束最优化问题（8.3.5）及其变形问题（8.3.6）可以用迭代法有效地进行计算。例如共轭梯度法（conjugate gradient method，CG）和凸集投影法（projection over convex sets，POCS）就是求解问题（8.3.5）及其变形问题（8.3.6）的快速有效方法。下一节将给出最优化问题具体的求解方法，包括算子 G 和 D 及其伴随算子 G^* 和 D^* 的计算过程。

第四节　任意笛卡尔采样模式下的最优化问题求解

在某些条件下，使数据采集一致性约束与校正一致性约束相等是非常必要的，而使数据采集一致性约束与校正一致性约束相等就是在问题（8.3.5）中让参数 ε 等于零。使参数 ε 等于零的方法就是迭代缩减参数 λ 重复求解无约束最优化问题（8.3.6）。另一个既简单又有效的方法就是将等式约束并入目标函数使得问题（8.3.5）变为一个简单的最小二乘法问题。具体地来说，用 y 表示数据采集点向量，用 x_{nacq} 表示数据丢失点向量，G_{acq} 和 G_{nacq} 分别表示算子 G 作用于数据采集点和数据丢失点的部分算子，那么问题（8.3.5）可以重新改写为

$$\min_{x_{nacq}} \| (G_{nacq} - I)x_{nacq} + (G_{acq} - I)y \|^2 \qquad (8.4.1)$$

问题（8.4.1）具有最小二乘形式，因此在稀疏矩阵条件下可以直接求解。对于问题（8.4.1）也可以标准的共轭梯度法迭代求解。另外一个更简单的求解方法就是凸集投影法（POCS）。凸集投影算法描述如下。

用于 SPIR-iT 笛卡尔重构的凸集投影算法

输入参数：

　　y：所有线圈的 k-space 观测数据

　　n_{acq}：k-space 采集点指数

　　G：校正算子矩阵

　　errToll：迭代终止误差

输出结果：

x_k：所有线圈的 $k\text{-space}$ 重构结果

算法：

$x_k = 0$；

$x_{k-1} = 0$；

do

$\quad\{$

$\qquad x_k = G x_{k-1}$　% 校正一致性投影

$\qquad x_k[n_{acq}] = y$　% 数据采集一致性投影

$\qquad e = \| x_k - x_{k-1} \|$　% 用于判别迭代终止需要计算的误差

$\qquad x_{k-1} = x_k$

$\quad\}$

while $e > errToll$

第五节　非笛卡尔采样模式下的最优化问题求解

从理论上来讲，求解最优化问题（8.3.5）就可以得到非笛卡尔模式的 $k\text{-space}$ 数据点。但是，问题（8.3.5）重构的精确性取决于算子 G 和 D 逼近于真实数据的程度和在实际应用中它们如何被快速的计算。重构面临的主要困难是如何给出一个精确有效的 $k\text{-space}$ 数据插值方法。目前有两个方法可用于 $k\text{-space}$ 数据的精确有效插值。第一个方法就是在整个 $k\text{-space}$ 空间中进行插值运算。第二个方法除了在 $k\text{-space}$ 空间中进行插值运算，还需要在图像域中进行运算。第一个方法是快速方法但却是一种逼近方法。第二个方法是高度精确的重构方法但是计算量非常大。

一、校正过程

SPIR-iT 方法是一种自校正方法。为了实现校正，假设总是存在足够的 $k\text{-space}$ 数据集用于各种抽样模式。例如，径向轨道和双概率密度螺旋轨道都可以在 $k\text{-space}$ 原点周围形成足够 $k\text{-space}$ 数据区域用于各种采样模式。对于这类数据，通过插值方法可以得到笛卡尔校正数据。此外，这种笛卡尔校正区域也可以通过单独扫描方式得到。因此，类似于式（8.2.2），就可以利用校正数据计算所有核的权系数。

二、k-Space 区域重构

逼近数据一致性约束项 $y = Dx$，最基本的方法就是使用卷积插值算子从笛卡尔 k-space 数据得到非笛卡尔网格点数据。反之，也可以通过卷积插值算子从非笛卡尔 k-space 数据得到笛卡尔网格点数据。这种方法就是网格点算法，具体过程将在下面详细给出。

首先考虑第 i 个线圈 k-space 数据，相应的从笛卡尔网格点到非笛卡尔网格点的插值卷积核用 c 表示。k 表示非笛卡尔 k-space 空间坐标，$\delta(x)$ 表示脉冲冲击函数。这样，算子 D 在第 i 个线圈上的运算就可以写为

$$y_i(n) = \int_r \delta(k(n) - r)\{c * x_i\}(r)dr \qquad (8.5.1)$$

在理想的情况下，插值卷积核 c 应该是 sinc 函数。然而，这样的插值卷积核可能很大，导致计算量非常大。传统的网格点算法由于具有较小的卷积核，可以用来缩减计算量。小卷积核而引起的误差可以通过网格点的过采样手段来减轻。对成像结果进行变换操作减轻相应的图像权系数，来实现图像强度权系数的校正。网格点算法能够有效地实现误差与计算量之间的平衡。为了使重构算法保证等式（8.3.4）对应的数据采集一致性，当使用非 sinc 函数作为卷积核时，一致性重构解并不是精确的 x_i，而是它的函数 $\tilde{x}_i$。$\tilde{x}_i$ 的计算如下式

$$\tilde{x}_i = \tilde{c} * x_i \qquad (8.5.2)$$

因此，$c * \tilde{x}_i = c * \tilde{c} * x_i \approx x_i$

在图像区域中，这个函数可表示为

$$\tilde{m}_i(r) = \tilde{C}(r)m_i(r)$$
$$= \frac{1}{C(r)}m_i(r) \qquad (8.5.3)$$

其中 m_i，$\tilde{m}_i$，$\tilde{C}$ 和 C 分别表示 x_i，$\tilde{x}_i$，$\tilde{c}$ 和 c 的傅里叶变换。在重构过程中，$\tilde{x}$ 和 $\tilde{m}$ 是通过求解最优化问题（8.3.6）得到，对图像强度权系数的校正可表示为下式

$$\tilde{m}_i(r) = C(r)\tilde{m}_i(r)$$
$$= \frac{C(r)}{C(r)}m_i(r) \qquad (8.5.4)$$
$$= m_i(r)$$

三、插值卷积核算子的选取

文献[8]提供了选取合适的插值卷积核算子和网格点过采样方法，这些方法能够使重构计算量缩减同时又使重构误差达到极小。这些插值卷积核算子包括主流 Kaiser - Bessel 核算子都会在图像视野域中产生明显的权系数效应，甚至有时可能高达 10 倍加速因子时的权系数效应。在没有噪声并具有完好的校正权系数理想条件下，图像强度权系数可以被完全精确校正。但是，在真正的图像重构过程中，当图像强度权系数被补偿处理时，校正误差和噪声会被放大。

由于校正误差的存在，所以重构的体像素误差 $\tilde{m}_i(r)$ 就是所有线圈其他体像素的加权和。这个加权和取决于具体的校正误差的权系数和抽样模式的点扩散函数（PSF）。用 $w_i(r)$ 表示所有体像素误差权系数集，那么 $\tilde{m}_i(r)$ 的误差就可以表示为

$$\tilde{m}_i(r) - m_i(r) = C(r)\left(\frac{m_i(r)}{C(r)} + \sum_{i,\rho} w_i(\rho - r)\frac{m_i(\rho)}{C(\rho)}\right) - m_i(r)$$

$$= \sum_{i,\rho} \frac{C(r)}{C(\rho)} w_i(\rho - r) m_i(\rho) \tag{8.5.5}$$

因此，这个误差依赖于图像数据、校正量和采样模式。但是，从式（8.5.5）可以看出，如果比率 $\frac{C(r)}{C(\rho)}$ 变大时，会引起 $\tilde{m}_i(r)$ 的误差放大。

为了减轻这个误差放大，需要设计合适的插值卷积核使得重构图像仅有可接受的微小变化。目前已有的设计方法很多，这里仅给出几类代表性方法。例如，选取加窗 sinc 核函数作为插值卷积核就比使用 Kaiser - Bessel 核函数作为插值卷积核进行重构，得到的重构图像仅有非常小的变化。再比如，文献[8]提出的 min - max SOCP 插值算子重构方法就能通过图像强度变化的约束实现重构图像的微小变化。事实上，插值卷积核算子的设计更像滤波器设计问题。例如，插值滤波器的带通波动就是图像视野域中图像强度变化。插值滤波器的带阻波动就是由于有限插值引起的插值误差。带传输宽度就是相应于过采样的条件要求。图 8 - 3 显示的就是这些 k-space 空间中的各类插值方式。它既表明了插值卷积核算子设计模式的具体要求，也表明了相应于图像强度变化导致的重构误差放大过程以及如何校正误差放大的方法。图 8 - 3A 显示了设计的插值核算子与 Kaiser - Bessel 核算子之间的比较。带通波动显示的是图像强度的变化，带阻波动显示的是由于有限插值而流入图像中的误差，带传输宽度显示的是网格点过采样和图像支持所需的条件。带通波动效应如图 8 - 3B、8 - 3C、8 - 3D、8 - 3E、8 - 3F、8 - 3G、8 - 3H、8 - 3I 和 8 - 3J。原始的测试信号如图 8 - 3B 所示。图 8 - 3C 和图 8 - 3D 分别显示的是理想插值和不完善校正条件下的重构误差。图 8 - 3E、图

8 – 3F 和图 8 – 3G 显示的是使用 Kaiser – Bessel 插值算子的结果，可以看出在图 8 – 3E 中显示的较大图像权系数导致了伪影效应放大。这种伪影效应可以通过图 8 – 3F 和图 8 – 3G 来补偿。图 8 – 3H、图 8 – 3I 和图 8 – 3J 显示的是使用平坦的带通插值算子的结果。从图 8 – 3I 可以看出，重构图像强度校正误差明显的被缩减。

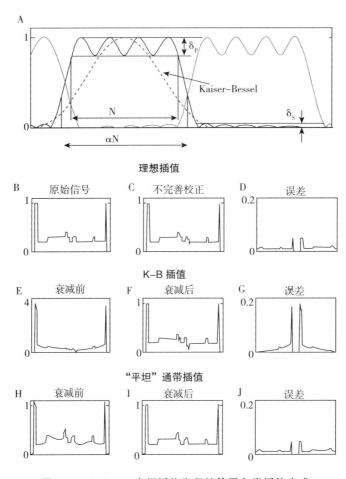

图 8 – 3 *k* – Space 空间插值卷积核算子各类插值方式

四、校正过程总结

经过上述重构方法细节的详细描述，现在归纳总结误差校正过程。*k* – space 空间的网格点过采样要求校正函数支集随着网格点数量的增加而扩大。网格点过采样要与重构图像中的较大支集的视野域（FOV）相适应，否则校正的精确性和完整性无法保证。此外，插值核算子要求校正区域出现尽可能少的带通涟漪以保证校正过程的精确性。

五、k-space 空间中的重构过程

非笛卡尔 k-space 抽样模式下的重构过程如下。

（1）基于具体的最大混叠幅值、图像权系数、插值核大小和网格点过采样模式设计一个合适的插值核算子。

（2）进行具有过采样网格大小支撑集的校正来获得校正权系数。

（3）使用共轭梯度法求解最优化问题（8.3.6）来获得所有线圈的笛卡尔 k-space 重构数据。

（4）对重构的 k-space 数据进行逆傅里叶变换来获得重构图像。

（5）按照预定的网格大小切割图像。

（6）用插值核的逆傅里叶变换去乘切割图像进行进一步精确细化。

这个重构过程具体算法流程如图 8-4。算子 G 和算子 D 的计算流程也详细的显示在图 8-4 中。图 8-4A 显示的是 k-space 空间中的非笛卡尔一致性约束重构问题求解的共轭梯度法。图 8-4B 显示的是插值算子 D 及其伴随算子 D^* 的计算流程。图 8-4C 显示的是校正一致性算子 G 及其伴随算子 G^* 的计算流程，其中 $\hat{g}_{ji}^*$ 代表滤波器 g_{ji} 的共轭逆。

这个重构算法过程中的 k-space 数据的计算在迭代过程期间并不需要傅里叶变换操作，这样的操作具有较高的计算优势。然而，这个重构过程也具有一些缺点。例如，为了达到同样的插值误差和网格点过采样需要的带通波动条件，要求插值核尺寸比网格剖分的核尺寸要大。再比如，为了校正一致性，需要用较大的校正核算子在过采样网格上进行卷积操作运算。由于对插值核大小、校正核大小、网格点尺寸和用于实现重构过程的计算机硬件的依赖，在 k-space 空间中进行的运算操作可能比图像空间中进行的同样操作运算需要更大更多的计算代价。因此，需要探讨图像空间中的重构过程，这在下一下节详细陈述。

六、图像域中的重构过程

为了实现图像域中的重构过程，需要相应地调整算子 D 和 G 并进行求解来获得完全笛卡尔采样模式下的重构图像 u，而不是完全 k-space 数据 x。在这种情况下，最优化问题就变为

$$\min_u \| Du - y \|^2 + \lambda \| (G - I)u \|^2 \tag{8.5.6}$$

其中 u 与 x 之间的关系为 $u = IFFT_N(x)$。最优化问题（8.5.6）与最优化问题（8.3.6）非常类似。

在图像空间中，算子 D 是非均匀傅里叶变换算子。这个非均匀傅里叶变换过去也指的是逆网格点操作算子 nuFFT。每一个 nuFFT 算子是在单独的线圈图像上进行操作运算，然后计算出给定的 k-space 位置上的 k-space 数据值。这个过程可以表示为如下公式

$$y_i(n) = \int \delta(k(n) - r) \left\{ c * FFT_{\alpha N}\left(\frac{m_i}{C}\right) \right\}(r)\, dr \tag{8.5.7}$$

从这个式中可以看出，它可以对图像空间中先于傅里叶变换之前对权系数进行预补偿计算。因此公式（8.5.7）的优点就是卷积插值核算子非常小，计算效率高。

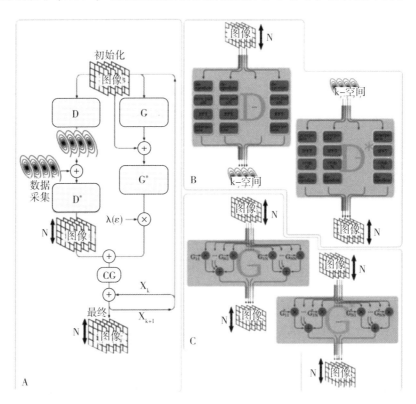

图 8 – 4 k-space 空间中的重构流程图

对算子 G 的修改包括对卷积算子运算转化为卷积核的逆傅里叶变换与图像的乘积运算。这个过程如下式

$$u_i(r) = \sum_j G_{ji}(r) u_j(r)$$
$$G_{ji} = IFFT_N(g_{ji}) \tag{8.5.8}$$

利用上式进行计算的优点是校正核算子并不会导致计算量的增加，这是因为卷积运算在图像空间中转变为乘法运算。

第六节　偏共振校正

将重构过程表示为线性方程组的解的最大优点就是能够将偏共振变化量并入到重构过程中去。这对于非笛卡尔轨道采样模式特别重要，因为非笛卡尔轨道采样形成的偏共振频率会导致图像模糊。通过修改 $nuFFT$ 算子 D 使其包含偏共振信息来实现最优化问题（8.17）的数据一致性约束项中的偏共振校正。用 $\varphi_n(r)$ 表示分量为单位幅值的复向量，那么 $\varphi_n(r)$ 的相位就表示图像的相位，也就是在样本 $k(n)$ 被采集的时刻偏共振形成的相位。算子 D 在第 i 个线圈图像上的操作就是下式

$$y_i(n) = \int \delta(k(n) - r)\left\{ c * FFT_{\alpha N}\left(\frac{u_i \varphi_n}{C} \right) \right\}(r)\, dr \tag{8.6.1}$$

对公式（8.6.1）的有效实现就是使用多频重构方法。

第七节　正则化过程

既然式（8.3.6）描述的是一个最优化问题，那么可以在目标函数中增加一些刻画先验知识的约束项来提升重构效果。现在考虑如下最优化问题

$$\min_x \| Dx - y \|^2 + \lambda_1 \| (G - I)x \|^2 + \lambda_2 R(x) \tag{8.7.1}$$

其中 $R(x)$ 是包含先验知识信息的正则化罚函数。式（8.7.1）非常灵活，因为它既可以应用于图像域又可以应用于 $k\text{-space}$ 空间域。用 W 表示数据加权算子，∇ 表示有限差分算子，ψ 表示小波变换算子。现在给出一些正则化罚函数具体表达式

$$R(x) = \| x \|_2, \text{Tikhonov 正则化}$$

$$R(x) = \| Wx \|_2, \text{加权 Tikhonov 正则化}$$

$$R(x) = \| \nabla\{ IFFT(x) \} \|_1, \text{Total Variation 正则化}$$

$$R(x) = \| \psi\{ IFFT(x) \} \|_1, \text{小波变换 } l_1 \text{ 正则化}$$

l_1 正则化罚函数由于压缩感知理论被广泛地使用。

第八节　实验结果

一、噪声和伪影度量

为了评估噪声的影响和 SPIR-iT 方法的重构性能，将 SPR-iT 方法与原始的 GRAPPA 方法进行对比实验。首先，用平衡稳态自由进动成像技术（balanced-steady-state free precession，BSSFP）对西瓜扫描 100 次，扫描参数为 TE = 2.5ms，TR = 6.4ms，$flip = 60°$，$BW = 62.5KHz$。扫描的切片厚度为 5mm，视野域为 16.5cm × 16.5cm，矩阵大小为 256 × 256，相应的平面分辨率为 0.65 × 0.65mm。扫描是在具有 8 个接受线圈的 Signa-Excite 1.5 T 磁共振扫描仪上进行的。在相位编码方向上对扫描数据进行加速因子为 3 的欠采样。在完成这些工作后，使用传统的 GRAPPA 方法和 SPIR-iT 方法进行图像重构操作。这两种重构方法都使用 30 条校正线和 9 × 9 的 2D 校正插值核。SPIR-iT 方法在数据一致性约束下使用共轭梯度法进行迭代求解，迭代次数为 20。进行图像重构后，需要计算完全采样数据的平均误差。此外，需要计算每个像素的标准差，并通过对整个像素集的标准差进行规范化来评估在加速因子 g 采样条件下的噪声放大效应。

图 8-5 显示的是实验结果。图 8-5A 显示的是完全采样下的均方和线圈图像和单独线圈图像。图 8-5B 显示的是单个 1D GRAPPA 重构图像的均方和线圈图像。图 8-5C 显示的是单个 1D SPIR-iT 重构图像的均方和线圈图像。图 8-5D 显示的是具有残差效应的 1D GRAPPA 重构误差图像。图 8-5E 显示的是具有残差效应的 1D SPIR-iT 重构误差图像。图 8-5F 显示的是在加速因子 g 采样条件下的 1D GRAPPA 重构的噪声放大效应。图 8-5G 显示的是在加速因子 g 采样条件下的 1D SPIR-iT 重构的噪声放大效应。从这些实验结果可以看出，SPIR-iT 方法比 GRAPPA 方法具有较小的重构误差，这是因为数据一致性约束所致。此外，与 GRAPPA 方法相比，SPIR-iT 方法缩减了在加速因子 g 采样条件下的噪声放大效应。导致这一结果的原因在于最优化问题的目标函数中的各个方程是相互耦合的，并且由于正则化项的存在，使用共轭梯度法进行迭代运算时会较早的终止计算。

二、任意笛卡尔采样

为了表明 SPIR-iT 方法的通用性，在不规则的欠采样数据集上进行了测试 SPIR-iT

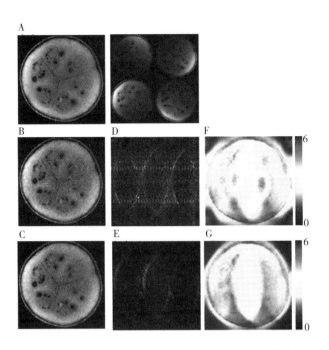

图 8 − 5　100 次扫描条件下的噪声放大效应度量统计图

方法重构实验。不规则的欠采样数据集是通过对大脑的 T_1 加权笛卡尔 3D 扰相梯度回波序列的相位编码数据进行 2 倍欠采样得到的。扫描参数为 TE = 8ms，TR = 17.6ms，*flip* = 20°，*BW* = 6.94KHz。视野域为 16cm × 16cm × 22cm。扫描矩阵大小为 192 × 160 × 220，相应的相位编码平面分辨率为 1mm × 1mm。扫描是在具有 8 个接受线圈的 Signa-Excite 1.5 T 磁共振扫描仪上完成的。在 22 × 22 校正线和大小为 7 × 7 的校正核条件下，使用共轭梯度法重构数据。迭代次数为 10。图 8 − 6 显示的是使用 SPIR–iT 方法重构的结果，并与补零重构方法进行了比较。图 8 − 6A 显示的是抽样模式。图 8 − 6B 显示的是补零重构结果的平方和图像。图 8 − 6C 显示的是使用 SPIR–iT 方法在一致性约束条件下的重构结果。可以看出，SPIR–iT 重构方法可以去除所有的混叠效应。

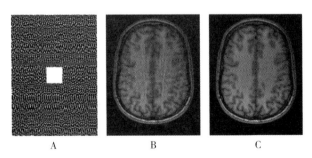

图 8 − 6　在任意笛卡尔采样条件下的 SPIR–iT 重构

三、非笛卡尔采样模式下的 k-Space 重构

为了显示非笛卡尔采样模式下的 k-Space 重构效果，使用螺旋式梯度回波序列对 Phantom 进行扫描。螺旋式轨道设计模式是含有 20 个步进式扫描、30cm×30cm 的视野域和 0.75mm×0.75mm 平面分辨率。读出时间很短，仅保持 5ms 来避免偏共振效应发生。扫描是在具有 4 个通道的心脏线圈的 Signa-Excite 1.5 T 磁共振扫描仪上进行。

插值核算子的设计要求具有 9×0.1 时间带宽积而形成的通频带波动，并且最大混叠误差为 0.005。此外，传输宽度要与 1.25 的网格点过采样相匹配。在设计好插值核算子后，完全的数据集用矩阵大小为 360×360 的密度补偿方法进行网格剖分。将 50×50 个像素的中心笛卡尔 k-Space 数据被抽取出来，用于大小为 9×9 的校正算子。从 20 个步进式扫描数据中选取 6 个步进式扫描数据进行 SPIR-iT 重构过程和校正操作。迭代次数为 30。

图 8-7 显示的是实验结果。图 8-7A 显示的是使用完全采样数据重构的结果。图 8-7B 显示的是 k-space 插值算子的变换属性。图 8-7C 显示的是在 3 倍加速因子条件下的网格重构结果。图 8-7D 显示的是在 3 倍加速因子条件下的 SPIR-iT 重构结果。从图 8-7 可以看出，与网格重构结果和完全采样数据重构结果相比，SPIR-iT 重构方法能够将网格重构结果中出现的混叠效应去除。但是与完全采样数据重构结果相比，SPIR-iT 重构结果却具有噪声效应，其原因是 SPIR-iT 在 g 加速因子条件下具有较短的数据采集时间。

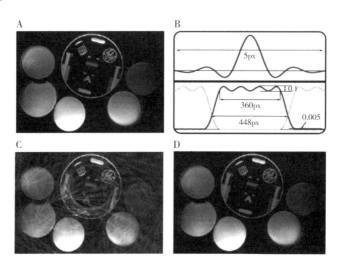

图 8-7　非笛卡尔采样模式下 k-space 空间中 SPIR-iT 重构结果

四、非笛卡尔采样模式下的图像重构

为了显示非笛卡尔采样模式下的图像重构效果，使用 3 个双密度螺旋步进式梯度回波序列对动态心脏进行扫描。设计的螺旋式轨道能够扫描到的视野域范围是从中心到周边为 35cm 的区域并具有 3 倍的加速抽样因子。平面分辨率是 1.5mm，读出时间为 16ms，扫描厚度为 5mm。两次相邻脉冲序列之间的时间间隔即重复时间 TR 被设置为 25ms，使其能够获得时间分辨率为 40FPS 的滑动窗口。扫描是在具有 4 个通道的心脏线圈的 Signa-Excite 1.5 T 磁共振扫描仪上进行，磁共振扫描仪装有 RTHawk 实时 MRI 系统。使用图像空间的 SPIR-iT 算法每个滑动窗口图像数据进行重构。为了加快重构速度，将上一次迭代重构的图像作为下一次迭代重构图像帧的初始图像。这样，使用共轭梯度法进行 7 次迭代运算就足以得到质量较好的重构图像。

图 8-8 显示的是心脏动态循环序列中两帧重构图像。图 8-8A 和图 8-8B 显示的是网格重构的平方和图像，可以看出由于欠采样导致的网格重构结果具有行相关性伪影效应和不相干性伪影效应。图 8-8C 和图 8-8D 显示的是 SPIR-iT 重构结果，从重构结果可以看出 SPIR-iT 方法去除了行相关性伪影效应和不相干性伪影效应。图 8-8E 显示的是一种螺旋步进式抽样模式。

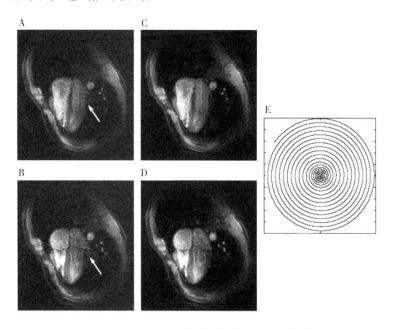

图 8-8　双密度螺旋式采样模式下的动态心脏图像重构

五、偏共振校正

为了显示重构方法的迭代多频偏共振校正性能，使用同样的扫描参数用于心脏的短轴动态视图。因此，在采集数据之前，需要进行视野域映射度量，并使用数据一致性操作方法进行视野域映射度量。

图 8 - 9 显示的是偏共振校正 SPIR-iT 重构结果和无偏共振校正的网格点重构结果。图 8 - 9A 和图 8 - 9B 显示的是网格点重构结果的平方和图像。从图 8 - 9A 和图 8 - 9B 中可以看出由于偏共振的存在，网格点重构具有行相关性效应、类似噪声的不相干性混叠效应和模糊效应。图 8 - 9C 和图 8 - 9D 显示的是偏共振校正 SPIR-iT 重构结果。从图 8 - 9C 和图 8 - 9D 中可以看出偏共振校正 SPIR-iT 方法缩减了行相关性效应、类似噪声的不相干性混叠效应和模糊效应。

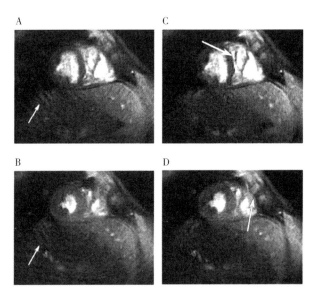

图 8 - 9　在双密度螺旋式采样条件下具有偏共振的动态心脏图像重构

六、全变差正则化

为了显示 SPIR-iT 方法的正则化性能，对 3D 大脑数据进行反复式的具有 4 倍加速因子欠采样操作。使用具有正则化项的 SPIR-iT 方法和没有正则化项的 SPIR-iT 方法进行重构实验。

图 8 - 10 显示的是非正则化 SPIR-iT 方法重构结果和正则化 SPIR-iT 方法重构结果。图 8 - 10A 显示的是由于 g 倍加速因子的欠采样使得非正则化 SPIR-iT 方法具有噪

声放大的效应。图 8 - 10B 显示的是全变差正则化 SPIR-iT 方法重构结果，可以看出正则化 SPIR-iT 方法能够抑制噪声放大，同时保留了高频边界特征。

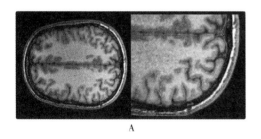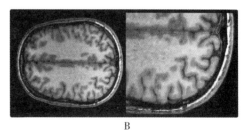

图 8 - 10　非正则化 SPIR-iT 方法重构和正则化 SPIR-iT 方法重构

　　本章详尽地给出了基于压缩感知的磁共振并行成像 SPIR-iT 方法及其实验结果。SPIR-iT 作为多个线圈并行成像的自一致性的重构最优化问题，对于任意 k-space 采样轨道，都能够有效地使用迭代方法进行求解。对于多个线圈并行成像方法，有 k-space 空间中的 SPIR-iT 重构方法和图像空间中的 SPIR-iT 重构方法。对于 k-Space 空间中的 SPIR-iT 重构方法，引进了新的 k-space 插值模式。此外，SPIR-iT 重构方法引入了非正则化和偏共振校正过程，有效地提升了重构结果。通过实验验证了施加一致性约束会导致更精确的重构。与传统的 GRAPPA 方法相比 SPIR-iT 重构方法具有抑制噪声放大的作用。

参考文献

［1］ 赵喜平. 磁共振成像系统的原理及其应用［M］. 北京：科学出版社，2000.

［2］ 黄继英，梁星原. 磁共振成像原理［M］. 西安：陕西科学技术出版社，1998.

［3］ 龚洪瀚. MR 磁共振成像原理与临床应用［M］. 南昌：江西科学技术出版社，2006.

［4］ 陈武凡，康立丽. MRI 原理与技术［M］. 北京：科学出版社，2012.

［5］ 王毅，牛奕龙，郭哲，等. 扩散磁共振成像及其影像处理［M］. 西安：西北工业大学出版社，2017.

［6］ Candes E J, Romberg J, Tao T. Robust uncertainty principles：Exact signal reconstruction from highly incomplete frequency information［J］. IEEE Transactions on Information Theory, 2006, 52（2）：489－509.

［7］ Candes E, Romberg J, Tao T. Stable signal recovery from incomplete and inaccurate measurements［J］. Communications on Pure and Applied Mathematics, 2010, 59（8）：1207－1223.

［8］ Candes E, Romberg J. Signal recovery from random projections［J］. IS & T/SPIE Electronic Imaging, 2005.

［9］ Donoho D L. Compressed sensing［J］. IEEE Transactions on Information Theory, 2006, 52（4）：1289－1306.

［10］ Donoho D L, Johnstone I M. Ideal spatial adaptation by wavelet shrinkage［J］. Biometrika, 1994, 81（3）：425－455.

［11］ Fessler J A, Sutton B P. Nonuniform fast fourier transforms using min－max interpolation［J］. IEEE Transactions on Signal Processing, 2003, 51（2）：560－574.

［12］ Greiser A, Kienlin M V. Efficient k－space sampling by density－weighted phase－encoding［J］. Magnetic Resonance in Medicine, 2003, 50（6）：1266－1275.

［13］ Haupt J, Nowak R. Signal reconstruction from noisy random projections［J］. IEEE Transactions on Information Theory, 2006, 52（9）：4036－4048.

［14］ Heberlein K, Hu A X. Auto－calibrated parallel spiral imaging［J］. Magnetic Resonance in Medicine, 2010, 55（3）：619－625.

［15］ Jackson J I, Meyer C H, Nishimura D G, et al. Selection of a convolution function for

Fourier Inversion Using gridding [J]. IEEE Transactions on Medical Imaging, 1991, 10 (3): 473 − 478.

[16] Kelton J R. An algorithm for rapid image acquisition using multiple receiver coils [J]. Proc. ISMRM, Amsterdam, 1989, 1172.

[17] Koff D A, Shulman H. An overview of digital compression of medical images: Can we use lossy image compression in radiology? [J]. Canadian Association of Radiologists journal, 2006, 57 (4): 211.

[18] Korosec F R, Frayne R, Grist T M, et al. Time − resolved contrast − enhanced 3D MR angiography [J]. Magnetic Resonance in Medicine, 2010, 36 (3): 345 − 351.

[19] Lee J H, Hargreaves B A, Hu B S, et al. Fast 3D imaging using variable − density spiral trajectories with applications to limb perfusion [J]. Magnetic Resonance in Medicine, 2003, 50 (6): 1276 − 1285.

[20] Madore B, Glover G H, Pelc N J. Unaliasing by fourier − encoding the overlaps using the temporal dimension (UNFOLD), applied to cardiac imaging and fMRI [J]. Magnetic Resonance in Medicine, 2015, 42 (5): 813 − 828.

[21] Man L C, Pauly J M, Macovski A. Multifrequency interpolation for fast off − resonance correction [J]. Magnetic Resonance in Medicine, 2010, 37 (5): 785 − 792.

[22] G. J. Marseille, R. de Beer, M. Fuderer, et al. Nonuniform phase − encode distributions for MRI scan time reduction [J]. Journal of Magnetic Resonance, Series B, 1996, 111 (1): 70 − 75.

[23] Mcgibney G, Smith M R, Nichols S T, et al. Quantitative Evaluation of Several Partial Fourier Reconstruction Algorithms Used in MRI [J]. Magnetic Resonance in Medicine, 1993, 30 (1): 51 − 59.

[24] Pruessmann K P, Markus W, Scheidegger M B, et al. SENSE: Sensitivity Encoding for fast MRI [J]. Magnetic Resonance in Medicine, 1999, 42 (5): 952.

[25] Pruessmann K P, Weiger M, Rnert P, et al. Advances in sensitivity encoding with arbitrary k − space trajectories [J]. Magnetic Resonance in Medicine, 2001, 46 (4): 638 − 651.

[26] Rudin L I, Osher S, Fatemi E. Nonlinear total variation based noise removal algorithms [J]. Physica D Nonlinear Phenomena, 1992, 60 (4): 259 − 268.

[27] Scheffler K, Hennig J. Reduced circular field − of − view imaging [J]. Magnetic Resonance in Medicine, 2010, 40 (3): 474 − 480.

[28] Seiberlich N, Breuer F, Heidemann R, et al. Reconstruction of undersampled non −

cartesian data sets using pseudo – cartesian GRAPPA in conjunction with GROG ［J］. Magnetic Resonance in Medicine，2008，59（5）：1127 – 1137.

［29］ Sodickson D K，Manning W J. Simultaneous acquisition of spatial harmonics（SMASH）： Fast imaging with radiofrequency coil arrays ［J］. Magnetic Resonance in Medicine， 1997，38（4）：591 – 603.

［30］ Sutton B P，Noll D C，Fessler J A. Fast，iterative image reconstruction for MRI in the presence of field inhomogeneities ［J］. IEEE Transactions on Medical Imaging，2003， 22（2）：178 – 88.

［31］ Tsai C M，Nishimura D G. Reduced aliasing artifacts using variable – density k – space sampling trajectories ［J］. Magnetic Resonance in Medicine，2015，43（3）：452 – 458.

［32］ Tsaig Y，Donoho D L. Extensions of compressed sensing ［J］. Signal Processing，2006， 86（3）：549 – 571.

［33］ Tsao J，Boesiger P，Pruessmann K P. k – t BLAST and k – t SENSE：Dynamic MRI with high frame rate exploiting spatiotemporal correlations ［J］. Magnetic Resonance in Medicine，2003，50（5）：1031 – 1042.

［34］ Wajer F. Non Cartesian MRI scan time reduction through sparse sampling ［J］. Ponsen & Looijen，2001.